Francisco Diéguez Quesada

Programa de educação para prevenir a doença renal crónica

Francisco Diéguez Quesada

Programa de educação para prevenir a doença renal crónica

em doentes com diabetes mellitus tipo 2

ScienciaScripts

Imprint

Cover image: www.ingimage.com

This book is a translation from the original published under ISBN 978-613-9-44135-8.

Publisher:
Sciencia Scripts
is a trademark of
Dodo Books Indian Ocean Ltd. and OmniScriptum S.R.L publishing group

120 High Road, East Finchley, London, N2 9ED, United Kingdom
Str. Armeneasca 28/1, office 1, Chisinau MD-2012, Republic of Moldova, Europe
Printed at: see last page
ISBN: 978-620-8-31893-2

Conteúdo

AUTORES: Dr. Francisco Dieguez Quesada
DrC. Rafael Enrique Cruz Abascal.
Dra. Alleiny Aurora Perez Ram^ez
Dra. Diana Rosa Gonzalez Garrta
Dr. Felix Felipe Sosa Guardado
Licenciatura em Enfermagem Santiago Luis Gamoneda Perez

"Se alguém deseja ter boa saúde, deve primeiro perguntar a si próprio se está disposto a eliminar as razões da sua doença. Só então é possível ajudá-lo.

Hipócrates

DEDICAÇÃO

Aos meus pais, que ao longo da minha vida me ensinaram a lutar pelos meus objectivos e me incentivaram a seguir em frente.
À minha mulher, porque sem o seu apoio, compreensão e dedicação não teria atingido o objetivo que atingi hoje.
Aos meus filhos, por serem a minha inspiração para conseguir tudo.
A todos aqueles que me apoiaram para me tornar naquilo que sou.

AGRADECIMENTOS

A todos aqueles que, de uma forma ou de outra, me deram o seu apoio, ajuda e orientação, sem os quais a realização deste trabalho não teria sido possível.

- Ami professor particular.
- Ami conselheiro.
- Aos meus professores do professores.
- Amigos de Amis pelo seu apoio apoio incondicional.
- Ao pessoal de saúde e aos pacientes dos CMF 47 e 48 que colaboraram e sem os quais eu não teria podido realizar este estudo.

RESUMO

A Doença Renal Crónica (DRC) é uma complicação comum da Diabetes Mellitus. O diagnóstico precoce diminui a progressão da doença, melhora a qualidade de vida e aumenta a esperança de vida. **Objetivo:** Determinar a eficácia de um programa educativo para prevenir a DRC em doentes com diabetes mellitus tipo 2. **Método**: Foi realizado um estudo pré-experimental, prospetivo e de intervenção em dois consultórios médicos de família da policlínica XX Aniversario, município de Santa Clara, no período entre junho de 2022 e março de 2024. Com uma população de 177 doentes diabéticos, a amostra foi constituída por 60 deles, selecionados com uma amostragem intencional não probabilística, que cumpriram os critérios de inclusão. **Resultados**: 53,3% da amostra estudada tinha entre 60 e 79 anos, 68,3% era do sexo feminino, 43,3% tinha formação pré-universitária e 40% tinha excesso de peso. A dislipidemia (85%), a hipertensão arterial (73,3%) e o tabagismo (31,7%) foram os principais factores de risco para o desenvolvimento de DRC. Houve predomínio de albuminúria positiva (58,3%) e foi mais frequente em pacientes com mais de 6 anos de DM. O nível de informação antes da ação educativa era baixo, aumentando após a sua aplicação em mais de 90% da amostra. **Conclusões**: O programa educativo foi eficaz no aumento do nível de informação dos doentes diabéticos tipo 2 para a prevenção da DRC.

Palavras-chave: Diabetes Mellitus, Doença Renal Crónica, factores de risco.

CAPÍTULO 1

INTRODUÇÃO

A diabetes mellitus (DM) é uma das doenças crónicas não transmissíveis mais comuns e, por conseguinte, uma das emergências de saúde que mais cresceu nas últimas décadas, sendo atualmente considerada um dos principais problemas de saúde a nível mundial.[1] De acordo com a Organização Mundial de Saúde (OMS), o número de pessoas com diabetes em todo o mundo terá aumentado de 30 milhões em 1995 para 347 milhões atualmente, estimando-se que atinja 366 milhões em 2030. De acordo com a Federação Internacional de Diabetes (IDF), a China, a Índia, os Estados Unidos, o Brasil, a Rússia e o México são, por esta ordem, os países com o maior número de diabéticos. No entanto, a incidência e a prevalência da doença estão a aumentar todos os dias, tanto nos países desenvolvidos como nos países em desenvolvimento, embora existam diferenças significativas.[3,4]

Estudos recentes têm demonstrado que existe uma incidência predominante de DM tipo 2, sendo descrita como uma doença que afecta não só os adultos, mas que também pode ocorrer no início da vida. A prevalência mundial desta forma clínica aumentou de 4,7% para 8,5% na população adulta nas últimas duas décadas. [5]

Uma das complicações crónicas mais frequentes nos doentes diabéticos é a doença renal diabética (DRD). Estima-se em 150 a 200 milhões e calcula-se que 30% a 50% dos adultos com DM tipo 2 têm envolvimento renal desde o momento do diagnóstico, o que constitui um marcador de prognóstico e de qualidade de vida e um terço deles pode evoluir para fases avançadas de doença renal crónica (DRC). [6, 7,8]

A DRC é uma das complicações mais comuns e devastadoras do DM tipo 2, sem expetativa de cura ou remissão, é de evolução rápida e progressiva, desencadeia reações diversas para os pacientes e afeta sua qualidade de vida. [.1011]A visão epidemiológica desta doença sofreu uma notável mudança nos últimos vinte anos, hoje em dia atinge uma percentagem significativa da população e está relacionada com fenómenos ou doenças de elevada prevalência, como a DM [9--12]

Esta doença constitui um grande problema a nível mundial, pelo que é importante prevenir a sua ocorrência e evitar o desenvolvimento de complicações. [13]Nos Estados Unidos, no Canadá e no Japão, entre 8 e 11% da população adulta sofre desta doença. [14] No México, estima-se uma incidência de 377 casos por milhão de habitantes, com uma estimativa de 52.000 pacientes em terapias de substituição. De igual modo, a Argentina regista há muitos anos um crescimento sustentado da prevalência de doentes em terapia de substituição renal. [15,16]

Existem várias estratégias no mundo para a detetar de forma simples no primeiro nível de cuidados. Em grupos de alto risco (DM, hipertensão, dislipidemia ou lesão vascular sistémica), todas elas se baseiam na procura intencional de factores de risco, incluindo a determinação de marcadores de lesão renal.[11] Estes são a albuminúria, a proteinúria, a contagem de Addis, a creatinina e a taxa de filtração glomerular, entre outros. [17, 18,19]

Entre 25-40% dos doentes diabéticos terão algum grau de nefropatia no decurso da sua doença, cuja prevalência dependerá de numerosos factores envolvidos na sua patogénese (genética, evolução temporal da diabetes, grau de controlo glicémico, controlo adequado ou inadequado da pressão arterial, dislipidemia, tabagismo,

aparecimento de albuminúria e progressão para proteinúria), que marcarão a evolução para DRE. [20,21]
A sua prevalência está a aumentar de forma constante, principalmente nos países menos desenvolvidos. O risco de mortalidade na DRD aumenta em 31,1% e impõe um enorme encargo humano, económico e social. [22]O diagnóstico da DRD é frequentemente efectuado numa fase avançada devido a conhecimentos limitados e à ausência de programas de diagnóstico precoce. [23] Daí a importância da deteção e do tratamento precoces, uma vez que é a principal causa de doença renal avançada.
No nosso país existe um Programa Nacional de Atenção ao Diabético, cujas actividades fundamentais se desenvolvem em todos os níveis de atenção, embora uma grande parte delas corresponda ao nível primário de atenção devido ao seu grande peso nas acções de promoção e prevenção da saúde, que preconiza estilos de vida saudáveis, assim como acções de deteção da doença e das suas potenciais complicações agudas e crónicas. Para tal, a formação dos prestadores de cuidados de saúde, dos doentes e das suas famílias, a todos os níveis do sistema, é de extrema importância. Os Centros de Cuidados da Diabetes (CAD) têm um papel importante a desempenhar neste contexto. A educação em matéria de diabetes e o controlo da glicemia e dos factores de risco vascular são elementos essenciais da estratégia do programa.
Cuba tem uma prevalência de DM superior à taxa de 60 por 1000 habitantes, em Villa Clara 6,5 % da população total sofre desta doença e a maioria dos casos são diagnosticados quando a doença já progrediu. Segundo o autor, como a DRC é uma das complicações mais comuns e devastadoras da DM tipo 2, é necessário que a prevenção nos Cuidados de Saúde Primários (CSP) adopte uma abordagem ativa, para que a população seja informada sobre a magnitude do problema da DM e da DRC, e a necessidade de mudanças nos estilos de vida saudáveis deve ser promovida e divulgada entre a população de alto risco. [24]
A policlínica XX Aniversario, onde esta pesquisa foi realizada, tem 8,3% de sua população diagnosticada com DM tipo 2, e nos consultórios médicos da família 47 e 48, 8,4% têm essa doença, dos quais 30,7% têm DRC.

CAPÍTULO 2

PROBLEMA CIENTÍFICO

Uma vez que a DM e a DRC são doenças que representam um importante problema de saúde pública, são intensivas em recursos e requerem uma coordenação adequada dos vários sectores públicos e privados para serem abordadas.
profissionais envolvidos nos seus cuidados, coloca-se a seguinte questão científico:

Como diminuir a ocorrência de DRC em pacientes com DM tipo 2 que pertencem aos consultórios médicos da família 47 e 48 da policlínica XX Aniversario, no período entre junho de 2022 e março de 2024?

HIPÓTESE

A implementação de um programa educativo reforçará o nível de informação dos doentes com DM tipo 2 sobre a DRC e contribuirá para a redução dos factores de risco da DRC.

OBJECTIVOS

OBJECTIVO GERAL

Determinar a eficácia de um programa educacional para prevenir a DRC em pacientes com DM tipo 2.

OBJECTIVOS ESPECÍFICOS

1. Caracterizar os doentes com DM tipo 2 de acordo com as variáveis sociodemográficas e clínicas de interesse.
2. Identificar a albuminúria como um marcador precoce de lesão renal em pacientes com DM tipo 2 que participam no estudo.
3. Conceber o programa educativo para prevenir a DRC em doentes com DM tipo 2.
4. Avaliar o nível de informação sobre a DRC na amostra do estudo antes e depois da intervenção educativa.

CAPÍTULO 3

QUADRO TEÓRICO

A DM é uma doença metabólica de etiologia múltipla caracterizada por hiperglicemia crónica, acompanhada por perturbações do metabolismo dos hidratos de carbono, das gorduras e das proteínas, causadas por defeitos na secreção de insulina, na ação periférica da insulina ou em ambas. Apresenta-se com sintomas caraterísticos como sede, poliúria, perda de peso ou visão turva, que podem progredir para cetoacidose, hiperosmolaridade, estupor, coma e morte se não forem tratados eficazmente. No entanto, a hiperglicemia pode evoluir durante anos, conduzindo a complicações tardias antes de ser feito o diagnóstico de DM.

As complicações da DM podem ser específicas, microangiopatia diabética como a retinopatia que pode levar à perda de visão, nefropatia que pode evoluir para insuficiência renal avançada e/ou neuropatia com risco de úlceras e amputações, articulação de Charcot, disfunção neurovegetativa, incluindo disfunção sexual. Além disso, as pessoas com diabetes têm um risco elevado de aterosclerose, com manifestações de complicações cardiovasculares, tais como, enfarte cardíaco, insuficiência vascular periférica (amputações) e doença cerebrovascular (acidentes vasculares cerebrais). [25]

A DM é atualmente um problema de saúde crescente, tanto no mundo desenvolvido como no mundo em desenvolvimento. Em 2000, existiam já 165 milhões de pessoas com diabetes e prevêem-se 300 milhões até 2025. As pessoas com diabetes têm uma esperança de vida reduzida e uma taxa de mortalidade duas vezes superior à da população em geral.

A melhoria dos cuidados com a DM aumentaria a esperança de vida destas pessoas, o que, por sua vez, levaria a uma maior incidência de complicações microvasculares (nefropatia e retinopatia) e macrovasculares (doença coronária, doença cerebrovascular e doença vascular periférica), uma vez que a idade e a duração da DM são os principais factores de risco incontroláveis, Será, portanto, necessário aplicar os conhecimentos existentes ou desenvolver tecnologias capazes de prevenir o aparecimento da doença e das suas complicações, contribuindo assim para reduzir o peso económico para a sociedade, que se concentra principalmente nos custos de hospitalização devidos às complicações. 2 [,627]

Classificação da DM

Existem diferentes tipos de DM, bem como doenças relacionadas, que diferem na sua causa, evolução clínica e tratamento. As principais classificações são:

> DM tipo 1: surge normalmente na infância ou na adolescência, embora possa aparecer em qualquer idade. Na maioria dos casos, a produção endógena de insulina desaparece quase completamente devido à destruição imunitária das células secretoras de insulina, sendo necessária insulina exógena para controlar a glicemia, evitar a cetoacidose e manter a vida.

> A DM tipo 2 é uma doença crónica que hoje em dia ocorre mais frequentemente em adultos com idades compreendidas entre os 50 e os 55 anos, sendo por isso designada por diabetes do adulto. No entanto, o diagnóstico desta patologia em crianças e adolescentes é cada vez mais frequente, devido ao recente e alarmante aumento da obesidade infantil, produto do estilo de vida sedentário adotado nos

últimos anos, especialmente observado nos países ocidentais dos EUA e Espanha, onde 18,2% das crianças e adolescentes são diagnosticados com diabetes tipo 2.A sua principal caraterística é a presença de níveis elevados de glicose no sangue, o que constitui um dos principais factores de risco para as doenças cardiovasculares, de tal forma que, se não for tratada adequadamente, podem ocorrer complicações muito graves, como o enfarte do miocárdio,
doenças neurológicas, doenças que podem levar à cegueira, amputação do pé, etc. É uma doença crónica, que se prolonga por toda a vida, caracterizada por níveis elevados de açúcar (glicose) no sangue e é a forma mais comum de diabetes.

- Diabetes gestacional: ocorre geralmente no segundo ou terceiro trimestre de gravidez em mulheres que nunca tiveram um diagnóstico prévio de DM. O aumento da glicemia ocorre entre as 24 e 28 semanas de gravidez e é um fator de alto risco para complicações durante este período. Isto deve-se ao facto de durante a gestação ocorrerem alterações importantes em todo o metabolismo, pois o produto fetal necessita de muita energia da mãe para viver e se desenvolver, como a nutrição, o oxigénio, o sistema imunitário, entre outros. O desgaste que a mãe sofre para manter o desenvolvimento do feto, apresenta um desgaste simultâneo e um défice de insulina, e é nesta situação que a doença pode aparecer. [28,29]

Factores de risco associados ao desenvolvimento de diabetes mellitus tipo 2

A DM tipo 2 é uma doença multifatorial que envolve factores genéticos e ambientais, bem como a história familiar. No entanto, factores como baixos níveis de atividade, má alimentação e excesso de peso (especialmente à volta da cintura) aumentam significativamente o risco de desenvolver DM tipo 2. Outros factores de risco conhecidos incluem a etnia (afro-americanos, hispano-americanos e nativos americanos têm taxas elevadas de DM), idade superior a 45 anos, intolerância à glicose, hipertensão e história de diabetes gestacional. A principal causa da DM tipo 2 está relacionada com o estilo de vida. Trata-se de uma alimentação deficiente que conduz à obesidade, à inatividade e a estilos de vida sedentários. [27, 30, 31, 32]

Os factores de risco da DM tipo 2 dividem-se em dois grupos:

I. Modificável.

- Excesso de peso e obesidade
- Estilo de vida sedentário
- Síndrome metabólica
- Hipertensão arterial
- Dislipidemia
- Factores alimentares

II. Não modificável.

- Corrida
- História familiar
- Idade
- Sexo
- História de diabetes gestacional

Os fatores de risco para o desenvolvimento do DM tipo 2 podem ser modificados quando identificados precocemente. Hábitos alimentares inadequados, excesso de peso, sedentarismo, dislipidemia, HAS e fatores genéticos são a base da resistência à insulina e da síndrome metabólica que epidemiologicamente vem acometendo a população mundial, principalmente na América Latina. 33, 34, 35,

Diagnóstico

A OMS e a Federação Internacional de Diabetes (IDF) recomendam os seguintes critérios.

> Para a diabetes: glicemia em jejum superior ou igual a 7,0 mmol/l (126 mg/dl) ou 11,1 mmol/l (200 mg/dl) às 2 h com uma carga oral de glicose. Apesar das suas limitações, estes critérios distinguem um grupo de doentes com um aumento significativo da mortalidade prematura e do risco de complicações microvasculares e cardiovasculares.

> Para a pré-diabetes: Glicose basal alterada (IFG) entre 6,1-6,9 mmol/l em jejum e glicemia 2 horas após uma carga oral inferior a 7,8 mmol/l (140 mg/dl). A ADA baixou o limiar de glucose plasmática em jejum para 5,6 mmol/l.

> Perturbação da tolerância à glucose (GTD) se a glucose no sangue em jejum for inferior a 7,0 mmol/l (126 mg/dl) e 2 horas após uma carga oral superior ou igual a 7,8 e inferior a 11,1 mmol/l (140-200 mg/dl). 3 ' [637 3839]

O IFG e o IGT são designados por pré-diabetes, que é considerado um estado intermédio entre as concentrações normais de glicose no sangue e as concentrações consideradas diabéticas. Ambas as categorias são factores de risco para a diabetes e para a doença cardiovascular por mecanismos pouco claros, embora se saiba que o aumento da aterogenicidade destes estados se deve a perturbações da glicemia. [38] A ADA recomenda um teste oral de tolerância à glucose com 100 g após um jejum de pelo menos 8 horas.

O diagnóstico de diabetes gestacional requer a determinação de pelo menos dois dos seguintes valores de glucose plasmática na mulher: jejum > 5,3 mmol/l, uma hora > 10,0 mmol/l, duas horas > 8,6 mmol/l e três horas > 7,8 mmol/l. [3]8,3[9]

A ADA recomenda o rastreio da DM gestacional quando a gravidez é detectada se alguma destas condições estiver presente: obesidade grave, história prévia de DMG ou parto de macrofeto, glicosúria, síndrome dos ovários poliquísticos ou história familiar de DM2. No entanto, a OMS recomenda o rastreio universal de DM gestacional para todas as mulheres às 24-28 semanas de gestação 1.

A OMS e a IDF propõem o teste oral de tolerância à glucose como diagnóstico porque a glucose plasmática em jejum não detecta cerca de 30% dos doentes, identifica pessoas com IGT e confirma ou exclui frequentemente a tolerância à glucose diminuída em pessoas assintomáticas. Este teste deve ser utilizado em pessoas com níveis de glucose no sangue em jejum entre 6,1 e 6,9 mmol/l (110-125 mg/dl) para determinar o estado de tolerância à glucose. [39]

Métodos de diagnóstico

> Glicemia basal em plasma venoso (GBP): Este método é o mais recomendado para o diagnóstico de DM tipo 2 e para a realização de estudos populacionais. Isto deve-se ao facto de ser um teste altamente preciso, de baixo custo, reprodutível e de fácil aplicação. Além disso, sabe-se que a medição da glicemia plasmática é cerca de 11% superior à glicemia total medida, quer o teste seja efectuado em jejum ou em estado basal. No entanto, em estados não basais (pós-prandiais), os dois são praticamente idênticos.

> Teste oral de tolerância à glicose (TOTG): Este método baseia-se na identificação dos níveis de glicémia no plasma venoso, duas horas após o doente (adulto) ter

ingerido 75 g de glicose. No entanto, é um teste aprovado para o diagnóstico de DM tipo 2. As recomendações para a sua utilização são contraditórias, uma vez que a Associação Americana de Diabetes (ADA) não o recomenda na prática de rotina, ao contrário da OMS, que justifica a sua utilização para o diagnóstico da diabetes assintomática. Além disso, este teste é muito pouco reprodutível (devido à difícil adesão na preparação), muito mais dispendioso e desconfortável para os doentes.
> Hemoglobina glicosilada (HbA1c): Este método apresenta a média dos valores de glicemia dos últimos 3 meses numa única avaliação e pode ser realizado a qualquer hora do dia, sem necessidade de preparação prévia ou jejum. Este teste é altamente recomendado quando se pretende controlar a DM2. Por outro lado, tem-se pensado que a HbA1c seria útil no diagnóstico da diabetes em pessoas com glicemia basal alterada (110-125 mg/dl), pois, se um resultado positivo for encontrado em representação de uma especificidade elevada, ou contraditório com uma sensibilidade elevada, poder-se-ia evitar efetuar a criação da curva. [40]Isto permitiria uma individualização adequada dos tratamentos neste grupo de pacientes,[41]

Critérios para uma boa gestão da DM

A hemoglobina glicosilada (HbA1c) é o melhor parâmetro de controlo glicémico porque se correlaciona com a ocorrência de complicações micro e macrovasculares a longo prazo e porque fornece informação sobre o grau de controlo nos 2-4 meses anteriores. Estudos epidemiológicos demonstraram que as complicações micro e macrovasculares aumentam com valores superiores a 8%. O Consenso Europeu considera HbA1c inferior a 6,5% como bom controlo e HbA1c inferior a 7,5% como aceitável; a ADA considera HbA1c inferior a 7,5% como objetivo terapêutico. No nosso país, uma HbA1c inferior a 7% é um objetivo e as medidas terapêuticas são intensificadas quando a HbA1c é superior a 8%. [42]

A consecução do objetivo da hemoglobina A1c (HbA1c) demonstrou estar associada a uma redução das complicações microvasculares da diabetes mellitus quando atingida precocemente no decurso da doença. Estudos demonstraram que a hiperglicemia crónica pode causar uma memória metabólica negativa e aumentar o risco de complicações crónicas da diabetes; em contrapartida, os indivíduos que conseguem um controlo glicémico precoce têm um "legado glicémico" positivo que pode prolongar os seus benefícios durante vários anos. Por conseguinte, recomenda-se vivamente que o plano de gestão da diabetes seja orientado para a obtenção precoce do objetivo terapêutico. Embora as diretrizes da prática clínica recomendem a monitorização frequente da HbA1c.

Um controlo glicémico inadequado desempenha um papel importante no risco cardiovascular e a diabetes continua a ser a principal causa de cegueira, insuficiência renal e amputações não traumáticas dos membros inferiores nos Estados Unidos. A pedra angular da gestão da diabetes mellitus tipo 2 é a promoção de um estilo de vida que inclua uma dieta saudável, atividade física regular, cessação do tabagismo e manutenção de um peso corporal saudável. [4]2,4[3]

Complicações

As principais complicações da DM são:

I. Aguda

> Coma diabético.
> Coma hiperosmolar.

> Acidose láctica.
> Coma hipoglicémico.
> Aumento da taxa de infecções agudas

II. Crónicas

> MacroangiopaUa: Doença cardíaca isquémica, acidente vascular cerebral, insuficiência cardíaca
vascular encefálico e vascular periférico.
> MicroangiopaUa: retinopaUa diabética, neuropaUas e ERD.

Doença renal diabética (DKD)

A DRE é um problema de fibrose e esclerose glomerular secundária a alterações hemodinâmicas e metabólicas, sendo a complicação mais grave relacionada com a diabetes mellitus ao nível da microvasculatura renal, pois conduz a um aumento da mortalidade e da morbilidade.

Segundo Meza, San Martm, Ruiz e Frugone, a sua fisiopatologia não está totalmente esclarecida, mas o princípio que a rege é a hiperglicemia não controlada ou mal controlada acompanhada de hipertensão arterial, sendo os factores de risco os já mencionados e incluindo o tabagismo. 44, 45, [46]

A principal e mais grave complicação que provoca em fases avançadas é a DRC, devido à deterioração progressiva e prolongada dos rins. Os seus sintomas são visíveis em fases avançadas, como a presença de proteínas na urina, inchaço dos membros inferiores e das pálpebras, redução da quantidade de urina, hipertensão, entre outros.

Embora alguns países não disponham de estatísticas sobre o assunto, existem referências disponíveis para os países não hispânicos, mas os dados locais não são diferentes dos da Europa ou dos Estados Unidos. Os dados de incidência fornecidos pelo United States Renal Data System (USRD) mostram um aumento exponencial: em 1996 por cada milhão de habitantes 79.917 sofriam desta doença e em 2014 por cada milhão a soma subiu para 118.014, destes dados temos que 44,2% correspondiam a DRD e 28,6% a nefropaUa hipertensiva. A faixa etária mais afetada situa-se entre os 45 e os 74 anos em mais de 60% dos casos. [47, 48]

Relativamente à correlação entre a DM e a DRC, estima-se que o risco de desenvolver DRC é ampliado; entre 25-40% dos doentes com DM terão algum grau de DRC, mas a sua prevalência dependerá de outros factores como a predisposição genética, o controlo da glicemia e da pressão arterial, o tabagismo, entre outros. A DM é a principal causa de doença renal crónica em todo o mundo, pelo que o tratamento e a prevenção devem ser pontos-chave de investigação, de forma a prestar cuidados de saúde de qualidade e a melhorar a esperança de vida dos doentes. [49]

A pessoa que sofre de DM tem geralmente uma taxa de filtração glomerular (TFG) mais elevada, devido ao relaxamento das arteríolas eferentes, o que aumenta o fluxo sanguíneo através do capilar e eleva a pressão, se estas condições se mantiverem provoca hipertrofia tecidular e, consequentemente, aumenta a área de superfície capilar, o que se traduz em alterações hemodinâmicas que influenciam o desenvolvimento e/ou progressão da DRE. 50, [51]

Outro dos factores relacionais que a DM tipo 2 e as doenças renais têm em comum é a idade, em pessoas com mais de 65 anos a morbilidade é mais do dobro da dos mais jovens, isto deve-se ao facto de haver uma perda fisiológica da função dos nefrónios com o passar dos anos, mas se acrescentarmos o facto de sofrerem de DM descompensada esta vai atuar como um fator indutor que acelera a morte celular. Assim, como existe um duplo fator de risco, a idade avançada e a hiperglicemia podem desencadear problemas renais como a doença renal avançada e patologias associadas como a ESRD. [52, 53, 54]

Os níveis de pressão arterial devem ser controlados na pessoa com diabetes, uma vez que o aumento da pressão hidrostática a nível glomerular renal leva à glomeruloesclerose, à destruição dos capilares peritubulares, facilitando o aumento da filtração proteica, à produção de factores pró-inflamatórios e profibróticos que levam ao DRE. [55, 56]

Diagnóstico e evolução clínica

A primeira manifestação clínica da DRE é a presença de albuminúria. Trata-se de uma elevação da excreção de albumina acima dos valores normais.

A albuminúria na DM tipo 1 inicia-se entre 2 a 8 anos após o diagnóstico de diabetes mellitus e atinge o pico aos 15 anos de idade. Inicialmente a albuminúria é flutuante e não existe um ponto de corte categórico. Nesta fase já se registam alterações morfológicas significativas. Na maioria dos doentes, a albuminúria é inicialmente reversível. Quando a albuminúria se torna permanente, o risco de progressão para proteinúria e DRC aumenta em 400 a 500%.

Na DM tipo 2, o momento de início da DRC clínica é mais difícil de determinar, ocasionalmente estreando-se com albuminúria, proteinúria ou insuficiência renal. [57]

É consensual que, tanto na DM tipo 1 como na DM tipo 2, a intervenção precoce é fundamental para abrandar a taxa de progressão ou evitar completamente o aparecimento da nefropatia diabética. É por isso que a deteção precoce é tão importante.

A albuminúria é considerada um bom preditor da DRD clínica. A sua deteção não é específica para a DRE e é atualmente considerada um marcador de disfunção endotelial e de doença vascular, pelo que não é apenas um preditor de nefropatia, mas também de mortalidade cardiovascular e global, tanto em doentes diabéticos como não diabéticos.

O início da proteinúria não é tão precoce como muitas vezes se pensa; praticamente todos os doentes com microalbuminúria já apresentam alterações estruturais significativas nas biópsias renais realizadas por protocolo, o que sugere que grande parte da evolução do DRE ocorre no silêncio clínico, com a depuração da albumina nos valores normais. [58]

Na convenção de Gentofte-Montecatini, a presença de albuminúria foi especificada como a emissão de albumina acima de 30 e até 300 mg/dia/1,73m2, com uma taxa de excreção de 20 a 200 pg/min/1,73m2. A albuminúria persistente está presente quando pelo menos duas de três determinações são positivas. [59]

A determinação da albuminúria é atualmente o primeiro marcador que existe para detetar a existência de uma insuficiência renal incipiente e é de fácil obtenção. A importância de retardar a progressão desta doença pode ser conseguida com várias medidas preventivas: controlo glicémico rigoroso nos diabéticos, modificações dietéticas (quantidade de sal, proteínas), cumprimento do tratamento medicamentoso, eliminação de hábitos tóxicos como o tabagismo, tratamento da hiperlipidemia, controlo da hipertensão arterial, etc. [60, 61]

Do exposto resulta claro que a evolução da pessoa com DM para a DRD é um processo multifatorial que envolve o mau controlo, não só da DM em si, mas também de doenças concomitantes como: hipertensão arterial, obesidade, doenças renais prévias e/ou o estado da função renal, o uso e mau uso de medicamentos que podem alterar a evolução da função renal e a existência ou não de cuidados pessoais e apoio familiar que envolva uma alimentação adequada, atividade física regular e manutenção de controlos médicos adequados. [64,65]

Mas apesar de todos os esforços possíveis no domínio da prevenção e do controlo, de acordo com o estudo de Vazquez, Cervantes, SoKs, t. al. [66] as intervenções preventivas são insuficientes e de baixa qualidade. A maioria dos casos diagnosticados tem acesso a cuidados médicos, mas o ideal seria que houvesse uma melhoria no controlo metabólico e uma menor taxa de casos que apresentassem complicações a longo e médio prazo, o que só será possível graças a uma reformulação da forma como os serviços de saúde prestam cuidados, para proporcionar cuidados de qualidade e, por conseguinte, também para proporcionar um diagnóstico atempado. Temos a certeza de que todos estes factores actuam em sinergia para aumentar ou diminuir o risco de desenvolver um DRE em pessoas com DM. [67, 68,69]

Doença renal crónica (DRC)

É a deterioração progressiva da função renal caracterizada por uma diminuição da capacidade do rim para filtrar o sangue e a consequente acumulação de substâncias azotadas no sangue, principalmente ureia e seus derivados, bem como creatinina, durante um período superior a 3 meses. [70]

A DRC é um importante problema de saúde pública, associado à mortalidade prematura, com importantes implicações sociais e económicas. A nível mundial, estima-se que 850 milhões de pessoas sofram de DRC. A DRC causa pelo menos 2,4 milhões de mortes por ano, é uma das causas de morte que regista um crescimento mais rápido e é descrita pelos nefrologistas como a epidemia silenciosa do século XXI. Estima-se que, até 2040, a DRC será a quinta principal causa de anos de vida perdidos em todo o mundo. [58, 59,70]

Por outro lado, a maioria das pessoas com DRC, especialmente nas fases iniciais, não tem consciência da sua doença, que pode progredir durante muitos anos sem as intervenções necessárias para evitar as suas complicações, principalmente cardiovasculares.

A organização internacional KDIGO define a DRC como a presença de alterações na estrutura ou na função renal durante um período superior a três meses, com consequências para a saúde, independentemente da causa, conforme evidenciado por vários critérios:

> A diminuição da taxa de filtração glomerular (TFG) < 60 mL/min/1,73 m^2

> A presença de lesão ou dano renal, referindo-se à existência de alterações estruturais ou funcionais do rim detectadas diretamente na biópsia renal ou indiretamente, pela presença de albuminúria, proteinúria, alterações no sedimento urinário, em exames imagiológicos, hidroelectrolíticos ou outros de origem tubular ou história de transplante renal.

É de salientar que apenas um dos dois critérios é suficiente para diagnosticar a

DRC, sendo de realçar que a presença de marcadores de lesão renal é essencial para classificar um doente com DRC se a TFG for > 60 mL/min/1,73 m2.
A presença de concentrações elevadas de protrombina ou albumina na urina é, juntamente com a TFG, a base para o atual diagnóstico e estadiamento da DRC.[72]
Atualmente, a maioria dos casos é diagnosticada em fases avançadas, uma vez que os sintomas aparecem quando mais de 70% da função renal foi perdida. No entanto, é possível detetar a doença numa fase inicial através de uma simples análise à urina, onde se pode detetar a presença de protrombina, um sinal de que a lesão renal já começou. Deve suspeitar-se de uma possível lesão renal se houver micção mais frequente de manhã cedo e formação de espuma na urina (semelhante a um ovo batido), e se houver perda de peso ou inchaço nos tornozelos, pernas e pálpebras.[61-70]
Se a doença não for detectada numa fase inicial e não for tratada, podem ocorrer complicações como doenças cardiovasculares (ataque cardíaco ou AVC), que são a principal causa de morte em doentes com DRC antes de necessitarem de diálise. Sessenta por cento das mortes por AVC ou ataque cardíaco ocorrem em doentes que já têm DRC e a maioria das mortes por DRC ocorre antes de os doentes iniciarem o tratamento de diálise.
A deteção precoce é importante, porque se 10-40% da função renal já tiver sido perdida, ainda é possível parar a progressão da doença e evitar que o doente entre em diálise-[54, 72]
As doenças renais são assassinas silenciosas que afectam grandemente a qualidade de vida. No entanto, existem várias formas fáceis de reduzir o risco de desenvolver uma doença renal, tais como manter a forma física, verificar regularmente o nível de açúcar no sangue, controlar a pressão arterial, ter uma alimentação saudável e manter o peso sob controlo. Além disso, ingerir líquidos saudáveis, evitar fumar e tomar medicamentos sem receita médica, verificar a função renal se existirem factores de risco elevados (DM, hipertensão arterial, excesso de peso ou história familiar de doença renal).[72, 73]
É evitável mas não curável, é geralmente progressiva, silenciosa e não apresenta sintomas até fases avançadas, altura em que as soluções, diálise e transplante renal, já são altamente invasivas e dispendiosas. Muitos países não dispõem de recursos suficientes para adquirir o equipamento necessário ou para cobrir estes tratamentos para todos os que deles necessitam. A prevenção da DRC na população em geral consiste em levar um estilo de vida saudável, o que inclui evitar o excesso de peso e manter uma atividade física regular, quer seja desporto, caminhada, ciclismo, etc.[72]
Uma parte importante é a nutrição, especialmente a redução de sódio, aumento da ingestão de potássio, redução de calorias e gorduras saturadas, entre outros, com foco especial na dieta. Por isso, a importância da prevenção, da promoção de estilos de vida saudáveis, que são modificações no estilo de vida, como controle de peso, prática regular de exercícios físicos, restrição de sódio, evitar o consumo de álcool, são pilares importantes no tratamento de um paciente com DM.[73]

Factores de risco que afectam a progressão da DRC

Os factores de risco cardiovascular que promovem o aparecimento ou afectam a progressão da DRC podem ser modificáveis e não modificáveis.

Factores de risco não modificáveis

> Predisposição genética: Vários estudos genéticos sugeriram ligações entre a DRC e uma variedade de polimorfismos de várias moléculas sintetizadoras de genes, como os factores do eixo renina-angiotensina-aldosterona, a óxido métrico sintase, o fator de necrose tumoral alfa e várias citocinas.

> Factores raciais: Estes factores desempenham um papel especial na suscetibilidade à DRC, o que se reflecte na elevada prevalência de HTN e DM nas populações afro-americanas e afro-caribenhas. Os factores socioeconómicos, como o baixo estatuto socioeconómico, têm sido associados a uma maior prevalência de DRC.

> Factores materno-fetais A subnutrição materna durante a gravidez e a ingestão excessiva de calorias pelo recém-nascido podem favorecer o aparecimento de HTA, DM, síndrome metabólica e DRC na idade adulta. O baixo peso à nascença tem sido associado à hipertensão devido a um número reduzido de nefrónios à nascença (oligonefronia), que, devido à incapacidade de lidar com cargas elevadas de soluto e sal, leva a uma hipertrofia compensatória que favorece o desenvolvimento de glomerulosclerose e DRC.

> Idade A taxa de progressão da DRC é influenciada pelo aumento progressivo da idade.

> Sexo: Em análises univariadas, o sexo masculino foi associado a uma maior deterioração da TFG, mas este comportamento não pôde ser confirmado em análises multivariadas.

Factores de risco modificáveis

Entre os preditores da progressão acelerada da DRC, os seguintes foram documentados na literatura como factores de risco:

> **Controlo da pressão arterial**: O controlo da pressão arterial é um objetivo claro no tratamento de doentes com DRC. A elevação dos níveis elevados da PA a nível sistémico tem sido associada a um aumento da pressão a nível glomerular, provocando alterações hemodinâmicas crónicas da arteríola aferente e conduzindo a um fenómeno conhecido como hiperfiltração adaptativa. Esta é possivelmente a fase inicial da DRC. As alterações hemodinâmicas mais relevantes neste processo são:

- Resposta compensatória do nefrónio para manter a TFG.
- Vasodilatação renal primária, que ocorre em doentes com DM e outras doenças.

É importante salientar que não só as patologias que envolvem o glomérulo são importantes na progressão da DRC, como também encontramos patologias que envolvem o túbulo, causando lesão tubular e acelerando a progressão da DRC.

> Proteinúria

O controlo da proteinúria é um objetivo terapêutico bem estabelecido no doente com DRC, tal como recomendado pela American Heart Association. A presença de proteinúria tem sido considerada como um fator de risco independente para doença cardiovascular e progressão da DRC. Múltiplos estudos e várias revisões sistemáticas da literatura confirmam a associação entre a proteinúria e a apresentação de eventos cardiovasculares.

Os mecanismos propostos de lesão renal incluem toxicidade mesangial, hiperplasia e sobrecarga tubular, toxicidade direta relacionada com compostos filtrados e subsequentemente reabsorvidos a nível tubular, como a transferrina, o ferro e a albumina ligada a ácidos gordos. Indução do fator de ligação à proteína quimiotáctica 1 (MPC1) e de citocinas inflamatórias. O aumento acentuado da filtração proteica e da reabsorção proteica proximal provoca uma lesão tubular por libertação de lisozima no interstício.

A redução do grau de proteinúria com medicação e um melhor controlo da PA podem diminuir as alterações hemodinâmicas a nível glomerular, levando a menos lesões e, em última análise, diminuindo a taxa de perda de função renal).

A procura de fármacos antiproteinúricos tem sido objeto de investigação; a utilização de fármacos anti-hipertensores, tais como os inibidores da enzima de conversão da antiotensina (inibidores da ECA), os bloqueadores dos receptores da angiotensina (ARAS II), os inibidores da hidrometilglutaril-CoA, tem concentrado a atenção de clínicos e investigadores nos últimos anos. Outras moléculas, como as tiazolidinedionas e os inibidores diretos da renina, foram recentemente investigadas.

> **Dislipidemia**

Tem sido referido que o controlo metabólico, a hiperlipemia e a acidose metabólica podem estar associados à progressão da DRC. O estudo SHARP forneceu provas adequadas sobre a eficácia e a segurança da redução dos níveis de colesterol LDL na incidência de eventos ateroscleróticos importantes em doentes com DRC sem terapêutica de suporte renal. Embora se tenha verificado uma diminuição da deterioração da TFG calculada pelas fórmulas MDRD4 e COCKCROFT GAULT nos doentes tratados com sinvastatina, não se alcançou uma diferença estatisticamente significativa, no entanto, a estatina pode ter um efeito renoprotector nos doentes com DRC e doença cardiovascular.

> **Fumar**

O tabagismo aumenta a pressão arterial e afecta a hemodinâmica renal. Tanto nos doentes diabéticos como nos não diabéticos, o tabagismo é um fator independente na progressão da DRC.

> **Obesidade**

A obesidade foi identificada em vários estudos como um fator de risco para o desenvolvimento e progressão da DRC.

Foi observada uma maior prevalência de proteinúria na população obesa, com o desenvolvimento de esclerose glomerular focal e segmentar como um achado na histopatologia renal destes doentes. A fisiopatologia não é totalmente compreendida, tendo sido propostas teorias de alterações hemodinâmicas, aumento de substâncias vasoactivas e fibrogénicas, incluindo angiotensina II, insulina, leptina e fator de crescimento transformador beta.

Entre as alterações hemodinâmicas relatadas encontram-se fenómenos de hiperfiltração glomerular em doentes obesos, bem como uma reabsorção tubular de sódio superior à média na população em geral.

A hiperlipemia é uma doença comum nos doentes obesos, tal como a hiperglicemia e outras perturbações metabólicas. Em vários modelos animais de roedores, a acumulação de vesículas de triglicéridos e de colesterol foi detectada ao nível da medula renal. Outras substâncias, como o ativador do plasminogénio 1 (PAI-1), o fator de crescimento derivado do endotélio vascular (VEGF), o colagénio tipo IV e a fibronectina, encontram-se elevadas nos doentes obesos.

A ativação do Sistema Renina Angiotensina Aldosterona a partir do tecido adiposo visceral favorece a elevação dos níveis plasmáticos de renina e Angiotensina II caraterísticos destes doentes e que contribuem para as alterações hemodinâmicas e renais. Níveis elevados de aldosterona são comuns nos obesos e estes níveis de aldosterona são independentes dos níveis de renina, favorecendo uma maior reabsorção de sódio no nefrónio distal. Nestes doentes, a hiperinsulinémia favorece a presença de factores de crescimento insulino-dependentes que levam à formação de glomeruloesclerose.

> **Álcool e outros**

Algumas evidências sustentam que o consumo de mais de 44 ml de álcool (uísque americano ou escocês, vodka, gin, etc.) ou 118 ml de vinho ou 355 ml de cerveja por dia pode promover a progressão da DRC.

O conjunto de medidas destinadas a corrigir os factores de aceleração da doença renal é o que permite alcançar uma melhor qualidade de vida neste tipo de doentes.[73]

É necessário que os doentes com DM aprendam mais sobre a sua doença. Cabe aos prestadores de cuidados de saúde fornecer-lhes os meios para melhorarem a sua saúde e, por sua vez, exercerem um maior controlo sobre ela. Para alcançar um estado adequado de bem-estar físico, mental e social, um indivíduo ou grupo deve ser capaz de identificar e realizar as suas aspirações, satisfazer as suas necessidades, mudar ou adaptar-se ao seu ambiente.

CAPÍTULO 4

CONCEPÇÃO METODOLÓGICA

Foi realizado um estudo pré-experimental, prospetivo e de intervenção para prevenir a DRC em pacientes diabéticos tipo 2 dos consultórios médicos familiares 47 e 48 da policlínica XX Aniversario, município de Santa Clara, província de Villa Clara, no período entre junho de 2022 e março de 2024. O universo foi constituído por 177 pacientes diabéticos tipo 2 pertencentes aos consultórios médicos de família e a amostra foi constituída por 60 deles, selecionados com uma amostragem intencional não probabilística, que tiveram que cumprir os critérios de inclusão com consentimento prévio informado (Anexo 1).

Critérios de inclusão

> Pacientes com diagnóstico de DM tipo 2 que se voluntariaram a participar da pesquisa através de consentimento informado (Anexo 1).

Critérios de exclusão

> Doentes diabéticos de tipo 2 com défice cognitivo e/ou atraso mental, ligeiro, moderado ou grave.

> Doentes diabéticos de tipo 2 com diagnóstico prévio de DRC.

> Doentes diabéticos de tipo 2 que não possam deslocar-se à atividade educativa.

Critérios de saída

> Doentes diabéticos de tipo 2 que faltarão a mais de 20% das actividades que terão lugar.

> Doentes diabéticos de tipo 2 que abandonaram o estudo devido a circunstâncias como morte, longos períodos de internamento hospitalar ou saída do país por determinadas circunstâncias.

> Doentes diabéticos de tipo 2 que não desejem continuar no estudo.

Métodos de investigação utilizados

Foram utilizados os métodos gerais de nível teórico e empírico. Foram também utilizados os métodos matemático-estatísticos.

Métodos teóricos

> Histórico-lógicas: Foram utilizadas para estudar a história da DM e da DRC nos doentes diabéticos, a sua situação atual a nível mundial, nacional e provincial.

> Análise e síntese: Consiste em interiorizar as causas do fenómeno

O quadro seguinte apresenta uma panorâmica dos temas que não são bem conhecidos, bem como dos temas que estão menos bem preparados, e permite tirar conclusões a partir da literatura analisada.

> Indução e dedução: Permitiu trabalhar a partir da particularidade individual dos pacientes, identificar logicamente o seu raciocínio, partindo do conhecimento particular para o geral.

> Abordagem sistémica: Esta investigação começou por reconhecer o carácter sistémico de cada componente do problema, a fim de não
para o analisar isoladamente e conseguir melhorar a qualidade de vida.

Métodos empíricos

> Análise documental: Foi efectuada uma revisão das histórias clínicas individuais e dos registos familiares com o objetivo de descrever a amostra em estudo de acordo com as variáveis clínicas e epidemiológicas, que foram recolhidas numa ficha

de dados (Anexo 2).

> Questionário de diagnóstico: Dirigido aos doentes com o objetivo de determinar o nível de informação sobre a prevenção da DRC em doentes diabéticos, constituído por 8 questões em que se especifica a informação que receiam sobre o assunto (Anexo 3).

> Observação: Foi feita através da análise dos resultados das análises de urina realizadas para medir a albuminúria como um dos marcadores de lesão renal. Os resultados obtidos através da observação do investigador foram reflectidos num guia de observação (Anexo 4).

> Questionário aos especialistas: utilizado para a avaliação pelos especialistas das acções educativas antes de as pôr em prática (Anexo 5).

> Questionário de avaliação: dirigido aos pacientes para avaliar o seu nível de informação após a aplicação das acções educativas (Anexo 3).

Métodos matemático-estatísticos

Foram utilizados métodos de estatística descritiva e inferencial para representar os dados em tabelas e textos para análise e interpretação, com base nas caraterísticas das variáveis tratadas. Foi utilizada a percentagem matemática. Para o tratamento estatístico dos dados recolhidos, foi criada uma base de dados em Excel e um ficheiro SPSS versão 24.0 para Windows, com este pacote estatístico toda a informação recolhida foi processada, reflectida em tabelas e realizados testes estatísticos.

Operacionalização das variáveis

Variável	Classificação	Descrição	Escala
Idade	Quantitativo discreto	Anos de serviço	- 20-39 anos - 40-59 anos de idade - 60 - 79 anos de idade - Idade igual ou superior a 80 anos.
Sexo	Qualitativa nominal dicotómica	Condição biológica à nascença	■ Feminino ■ Masculino
Escolaridade	Qualitativo ordinal	Último nível escola aprovado	■ Primário ■ Secundário ■ Pré-universitário ■ Técnico médio ■ Universidade
Índice de Massa Corporal	Qualitativo nominal politomático	De acordo com o cálculo da fórmula IMC= peso atual (kg) / altura $(m)^2$	■ Baixo peso: menos de 18,5. ■ Peso normal: a partir de 18.524,9 ■ Excesso de peso. De 25.029.9. ■ Obesidade. Mais de
			30.
Tempo de evolução	Quantitativo	Refere-se ao	■ 5 anos ou menos

do DM	discreto	tempo decorrido em anos desde que o diagnóstico foi efectuado.	▪ De 6 a 10 anos ▪ Mais de 10 anos.
Factores de risco para a DRC,	Qualitativa nominal politómica	Refere-se a uma determinada caraterística presente na pessoa que está associada à DRC.	▪ Hiperglicemia ▪ Hipertensão arterial ▪ Dislipidemia ▪ CardiopaUa isquémica ▪ Obesidade ▪ Fumar ▪ Consumo de bebidas alcoólicas ▪ Consumo de medicamentos nefrotóxicos ▪ História familiar de doença renal ▪ Outros. Que
Albuminúria	Qualitativo nominal	Com base na presença de albumina numa amostra de	▪ Negativo: inferior a 20 mg/l ▪ Positivo: entre 20-200
	dicotómico	urina de manhã.	mg/l
Nível de informação dos doentes diabéticos sobre os factores de risco que podem causar a DRC	Qualitativo ordinal	Refere-se ao nível de informação sobre os factores de risco que podem causar a DRC.	▪ Elevado: se responderem a 5 ou mais factores de risco ▪ Média: se entre 2 e 4 factores de risco responderem. ▪ Baixo: se responderem 1 ou não tipo
Nível de informação dos doentes diabéticos sobre as principais manifestações clínicas da DRC	Qualitativo ordinal	Relativamente ao nível de informação sobre as principais manifestações clínicas da DRC	▪ Elevado: se responder a 3 ou mais manifestações clínicas ▪ Média: se houver resposta a 2 manifestações clínicas ▪ Baixo: se responder 1 ou nenhuma manifestação clínica
Nível de informação dos doentes diabéticos sobre as complicações da DRC	Qualitativo ordinal	Relativamente ao nível de informação sobre as complicações da DRC	▪ Elevada: se 5 ou mais complicações responderem ▪ Média: se responderem corretamente

			entre 2 e 4 complicações ■ Baixa: se responderem 1 ou nenhuma complicação
Nível de	Variável	Referente ao nível	Elevado: se a resposta for 3 ou
informar os doentes diabéticos sobre as medidas que podem adotar para prevenir a DRC	qualitativo nominal	de informação sobre as medidas que podem ser tomadas para prevenir a DRC.	outras medidas ■ Média: sim resposta 2 medidas ■ Baixo: se a resposta for 1 ou nenhuma medida
Avaliação das acções educativas de acordo com os critérios dos especialistas.	Variável qualitativa nominal	Relativamente à avaliação de acções concebidas por especialistas	■ Aceite: Quando 86 a 100 % dos especialistas consultados avaliaram os aspectos solicitados com 4 ou 5 e nenhum aspeto foi avaliado pelos especialistas com menos de 3. ■ Aceite com recomendações: Quando entre 70 e 85% dos especialistas consultados avaliaram os aspectos solicitados com 4 ou 5 e nenhum aspeto foi avaliado com menos de 3. ■ Não aceite: Quando os resultados não estão em conformidade com o acima exposto.
			definido.
Eficácia das acções educativas	Qualitativa nominal dicotómica	Rácio entre os resultados obtidos e os resultados propostos	■ Eficaz: Quando 85% ou mais da amostra do estudo aumenta o nível de informação. ■ Não eficaz: quando menos de 85% da amostra do estudo obtém um aumento do nível de informação.

Técnicas e procedimentos de recolha e tratamento de informações

Para iniciar a pesquisa, foi realizada uma minuciosa revisão bibliográfica e uma análise aprofundada do tema, em relação aos aspectos mais relevantes do assunto no âmbito nacional e internacional. Foi solicitada a autorização para a realização deste estudo à direção da instituição envolvida no desenvolvimento do estudo e o seu consentimento informado, de forma a garantir o apoio administrativo para a realização das acções de melhoria da qualidade de vida destas pessoas. O processo de pesquisa foi realizado em quatro etapas

Primeira fase: Diagnóstico

Os pacientes foram convocados ao ambulatório e, caso houvesse algum impedimento, foram visitados em suas residências para explicar os objetivos da pesquisa e solicitar o consentimento informado dos pacientes para participar da pesquisa (Anexo 1).

As histórias clínicas individuais e os registos familiares foram revistos e uma ficha de dados foi preenchida pelo investigador, onde foram recolhidas informações relacionadas com as variáveis demográficas, clínicas e epidemiológicas de interesse (Anexo 2).

Todos os doentes do grupo de estudo foram submetidos a um teste de albuminúria como melhor e mais precoce marcador de DRE no início do estudo, tendo esta informação sido recolhida num guia de observação (Anexo 3). Para o efeito, foram colhidas amostras de urina num frasco esterilizado e processadas no laboratório clínico da policlínica do XX Aniversario.

De seguida, foi aplicado um questionário de diagnóstico com o objetivo de identificar o nível de informação dos doentes diabéticos sobre a DRC (Anexo 4). O questionário era composto por oito questões relacionadas com aspectos essenciais da DM e da DRC. O investigador pontuou o questionário tendo em conta as instruções concebidas para o mesmo (Anexo 5).

Segunda fase: Conceção.

Nesta fase, numa primeira fase, tendo em conta os resultados obtidos na fase anterior, foi elaborado um documento que incluía as principais caraterísticas sócio-demográficas da amostra em estudo, a descrição do nível de informação e as principais dificuldades diagnosticadas.

Este documento foi distribuído aos membros de um **grupo de reflexão** (Anexo 6), composto por cinco especialistas:

> Um especialista de primeiro grau em medicina interna com estatuto de docente.
> Um especialista de primeiro grau em Endocrinologia com estatuto de docente.
> Um especialista de primeiro grau em Nefrologia com categoria de docente
> Especialista de primeiro grau em Medicina Geral e Integral com estatuto de docente.
> Psicólogo e professor experiente.

Foi pedido a este grupo que realizasse uma sessão de trabalho na qual foram levantados os temas a trabalhar, relacionados com o nível de informação sobre a DRC, e o grupo trabalhou sobre os temas propostos para serem abordados no programa educativo. Uma vez definidos os possíveis temas a abordar, estes foram submetidos à análise de um **grupo nominal** (Anexo 7) para chegar a um consenso sobre os aspectos que deveriam fazer parte do projeto. Este grupo era constituído por cinco especialistas:

> Um especialista de primeiro grau em Nefrologia com uma categoria de docente, professor-instrutor.

➢ Um especialista de primeiro grau em medicina interna com estatuto de docente.

➢ Especialista de primeiro grau em Medicina Geral e Integral e Mestre em Emergências Médicas, com categoria de docente, professor instrutor.

➢ Licenciatura em Psicologia, com o estatuto de professor auxiliar.

➢ Licenciatura em Pedagogia, com experiência de ensino, Mestrado em Ensino Superior e professor adjunto.

O grupo chegou a acordo sobre a definição da estrutura, dos temas, dos materiais didácticos, da forma de organização e dos aspectos a avaliar para determinar a sua eficácia após a implementação.

Posteriormente, o programa educativo foi concebido com base no diagnóstico efectuado anteriormente, a estrutura do programa incluía uma introdução, justificação, objectivos, componentes estruturais, requisitos metodológicos e avaliação.

Em seguida, foi tida em conta a **avaliação do** programa educativo concebido **por especialistas** (Anexo 8), com o objetivo de obter um consenso fiável entre as opiniões do grupo de especialistas, através de um questionário que foi respondido anonimamente. A amostra para a avaliação do desenho proposto foi selecionada e era constituída por sete especialistas:

➢ Especialista de primeiro grau em Nefrologia com mais de 10 anos de experiência profissional, docente e professor assistente.

➢ Especialista de primeiro grau em Endocrinologia com mais de 10 anos de experiência profissional, conferencista e professora auxiliar.

➢ Especialista de primeiro grau em Medicina Interna com mais de 10 anos de experiência profissional, docente e professor auxiliar.

➢ Especialista de primeiro grau em Medicina Geral e Familiar, com mais de 10 anos de experiência profissional e pedagógica e professor auxiliar.

➢ Especialista de segundo grau em Medicina Geral e Familiar com mais de 30 anos de experiência profissional e de ensino.

➢ Um licenciado em Psicologia com categoria pedagógica de professor instrutor.

➢ Licenciado em Pedagogia com 25 anos de experiência de ensino.

Como indicadores a avaliar, foram tidos em conta a estrutura, a relevância, a utilidade, a exequibilidade e o valor científico, tendo sido consideradas as seguintes categorias de avaliação:

➢ Aceite: Quando 86 a 100 % dos especialistas consultados avaliaram os aspectos solicitados com 4 ou 5 e nenhum aspeto foi avaliado pelos especialistas com menos de 3.

➢ Aceite com recomendações: Quando entre 70 e 85% dos especialistas consultados avaliaram os aspectos solicitados com uma classificação de 4 ou 5 e nenhum aspeto foi avaliado com menos de 3.

➢ Não aceite: Quando os resultados não estão em conformidade com a definição acima.

Para efetuar a avaliação, os especialistas tiveram de preencher o quadro seguinte com base nas indicações dadas e após a entrega do produto concebido.

Não	Aspectos a avaliar	1	2	3	4	5

1	Estrutura					
2	Relevância					
3	Utilidade					
4	Viabilidade					
5	Valor científico					

As categorias de avaliação foram explicadas pelo investigador, a pontuação a atribuir estava por ordem crescente, a avaliação dada foi também representada qualitativamente da seguinte forma: 5 (excelente), 4 (bom), 3 (regular) e menos (mau) e foi especificado que se fosse inferior a 5 deveriam expressar abaixo da tabela qual o aspeto que os levou a tomar essa decisão.

As definições operacionais para dar a avaliação correspondente a cada aspeto foram as seguintes

Estrutura: se estava de acordo com as acções para aumentar o nível de informação para prevenir a DRC em doentes com DM tipo 2.

Pertinência: se a forma como as acções foram concebidas respondeu às dificuldades identificadas no diagnóstico.

Utilidade: se o produto concebido responde a um problema identificado e não resolvido.

Viabilidade: se as acções podem ser implementadas na prática.

Valor científico: se os resultados obtidos forem fruto de uma investigação científica, realizada através de um processo de investigação rigoroso e da deteção de factores de risco para a DRC.

Terceira fase: implementação.

Depois de criadas as condições necessárias, o programa educativo foi implementado (Anexo 9). Os participantes foram divididos em dois grupos de 30 pessoas cada e o programa foi ministrado em duas fases: uma primeira fase intensiva e uma segunda fase de reforço. A fase intensiva durou três meses e foi ministrada em cinco semanas, de quinze em quinze dias para cada subgrupo, com a duração de uma hora. A fase de reforço foi efectuada em três meses com uma frequência mensal para cada subgrupo, com uma duração de uma hora cada. No último mês, os dois subgrupos foram unificados para realizar a atividade final. As actividades foram realizadas na escola primária 28 de Enero, dentro do raio de ação da clínica, o que facilitou a acessibilidade dos participantes às actividades e teve como responsáveis o autor da investigação e o médico de família destas clínicas que contribuíram com a organização de cada uma das actividades.

Fase 4: Avaliação.

Concluídas as acções educativas, no último encontro, foi aplicado um questionário de avaliação aos participantes (Anexo 4). Foram considerados os mesmos parâmetros avaliativos que na fase de diagnóstico.

Para a determinação da eficácia do programa educativo, 85% ou mais da amostra do estudo atingiu um nível adequado de informação sobre a DRC. e a aplicação de testes de hipóteses para determinar a significância das alterações favoráveis que ocorreram, em relação ao elevado nível de informação dos doentes diabéticos de tipo 2 sobre os factores de risco da DRC.

Tratamento estatístico dos dados

O tratamento dos dados foi efectuado num microcomputador com sistema operativo Windows 10. Os dados foram tratados com recurso ao programa estatístico SPSS versão 26.0, estatística descritiva, utilizando números absolutos e cálculo de percentagens para o total das variáveis, e estatística inferencial (teste de hipóteses de proporções com valor de $p<0,05$). Os resultados foram apresentados sob a forma de textos e tabelas estatísticas de distribuição de frequências, utilizando o software Microsoft Office.

Considerações éticas

Este estudo foi realizado de acordo com os princípios éticos para a investigação médica envolvendo seres humanos, estabelecidos na Declaração de Helsínquia. Os doentes incluídos na investigação foram participantes voluntários cujo consentimento foi solicitado de forma a obter a sua disponibilidade e cooperação na realização da investigação, respeitando sempre a recusa de participação (Anexo 1). Os resultados deste estudo serão utilizados apenas para fins científicos e o autor comprometeu-se a não divulgar dados que possam ser utilizados para identificar os membros da amostra.

CAPÍTULO 5

ANÁLISE E DISCUSSÃO DOS RESULTADOS

A DM é um dos principais factores de risco para a DRC, pelo que é necessário que todos os doentes que sofrem da doença sejam capazes de controlar e prevenir a progressão da doença para DRC através das suas próprias acções.

Tabela I.Distribuição dos doentes com diabetes mellitus tipo 2 de acordo com a idade e o sexo.

Grupos etários (anos)	Feminino		Masculino		Total	
	Não.	%	Não.	%	Não.	%
20 - 39	7	11,7	2	3.3	9	15.0
40 - 59	6	10.0	9	15.0	15	25.0
60 - 79	21	40.4	11	21.1	32	53.3
80 e mais	2	3.33	2	3.8	4	6.7
Total	41	68.3	19	321.7	60	100.0

Fonte: Formulário de dados

A Tabela 1 mostra a distribuição dos pacientes diabéticos tipo 2 que participaram do estudo de acordo com a idade e o sexo. O sexo feminino predominou com 68,3 %. Segundo a autora, tal pode dever-se aos tabus que ainda existem entre o sexo masculino de que são as mulheres que devem participar neste tipo de atividade, bem como ao facto de os homens estarem mais envolvidos na vida profissional do que as mulheres, o que por vezes dificulta a sua participação neste tipo de estudo.

Isso também coincide com estudos, como o de Toala, Rosa e outros, que mostram que o DM ocorre com mais freqüência no sexo feminino. [74, 75, 76]

[77]Este facto contraria os resultados encontrados noutros estudos, como o de Russo e o da International Diabetes Federation (IDF) 78, que referem que, relativamente ao sexo biológico, se estima uma maior prevalência nos homens do que nas mulheres.

Em relação ao grupo etário que predominou no estudo, este foi o grupo entre 60 e 79 anos, representando 53,3 %. Segundo o autor, estes resultados podem dever-se ao facto de, estatisticamente, ser nos grupos etários mais velhos que se tem verificado a maior prevalência da doença.

Pode acrescentar-se que esta fase da vida coincide com a fase de reforma da vida ativa, o que significa que há mais tempo disponível para participar neste tipo de actividades educativas.

Este estudo é consistente com os achados de Avila Gonzalez sobre o aumento do diagnóstico de DM com o aumento da idade, com predominância de mais de um quarto da população mundial com idade entre 60-69 anos. [79]

Esta idade média nos adultos com DM é relevante, pois reforça-a como um problema de saúde que necessita de ser abordado num fenómeno complexo, tal como todos os cuidados que devem estar relacionados com esta doença. [77, 78, 80]

Tabela 2. Distribuição dos pacientes diabéticos tipo 2 por nível de escolaridade

Nível de escolaridade	Não.	%
Escola primária inacabada	3	5.0
Concluiu o ensino primário	6	10.0

Secundário	15	25.0
Pré-universitário	26	43.3
Universidade	10	16.7
Total	60	100.0

Fonte: Formulário de dados

A Tabela 2 mostra o nível de escolaridade dos pacientes diabéticos tipo 2 que participaram do estudo, mostrando uma predominância do nível pré-universitário com 43,3 % seguido do nível secundário com 25 %.

Segundo o autor, o nível de escolaridade é um fator importante para o controlo da DM, bem como para a prevenção da DRC, pois à medida que o nível de escolaridade aumenta, os doentes interessam-se mais pela sua doença e pelas medidas para a controlar e evitar complicações.

Do mesmo modo, as pessoas com níveis de educação mais baixos têm menos probabilidades de frequentar os serviços hospitalares, têm menos adesão ao tratamento e têm uma perceção de risco mais baixa das consequências do tratamento.

Para garantir que os pacientes adquirem um nível de informação sobre o tema do programa educativo em estudo, deve ter-se em conta que as pessoas com um nível de educação mais elevado têm mais probabilidades de alcançar e assimilar uma maior quantidade de informação.

Isto coincide com o estudo de Hernandez-Zambrano et al. em relação ao nível de escolaridade, encontrando maior adesão ao tratamento e maior controlo da DM em pessoas com escolaridade média e média-alta. [82]

Borroto, no seu estudo sobre a intervenção educativa para modificar os níveis de conhecimento sobre a DRC em doentes diabéticos, em relação ao nível de escolaridade, reflecte que a percentagem mais elevada é a do nível pré-universitário, seguida da do nível universitário, concluindo que quanto maior o nível de escolaridade, maior o nível de conhecimento. [83]

Tabela 3: Distribuição dos pacientes diabéticos tipo 2 de acordo com o índice de massa corporal.

IMC	Não.	%
Baixo peso	5	8.3
Normopeso	18	30.0
Excesso de peso	24	40.0
Obeso	13	21.7
Total	60	100.0

Fonte: Formulário de dados

A tabela 3 apresenta o comportamento do índice de massa corporal (IMC) dos pacientes diabéticos tipo 2 que participaram do estudo, mostrando que houve um predomínio de pacientes com sobrepeso com 40 %, seguido dos pacientes com peso normal com 30 %, e não menos importante, em terceiro lugar ficaram os pacientes obesos que representaram 21,7 % do total.

O índice de massa corporal é um indicador frequentemente utilizado para identificar o excesso de peso e a obesidade nos adultos. Um índice de massa corporal elevado

é um dos factores de risco mais importantes para o desenvolvimento da DRC.
Segundo o autor, apesar de não ter sido a obesidade a primeira a aparecer no estudo, foi preocupante o facto de pelo menos parte da amostra do estudo ter esta condição, pelo que foi necessário tentar elevar o nível de informação dos doentes para reverter esta condição, para além de que predominaram os doentes com excesso de peso, tendo sido valorizada a atividade educativa para tentar evitar que estes se tornassem obesos e assim reduzir a ocorrência de DRC.
Mohammedi, no seu estudo sobre a associação entre o índice de massa corporal e o risco de eventos renais em doentes com DM tipo 2, salienta que o IMC elevado é um preditor de eventos renais em doentes com DM tipo 2 e que a perda de peso é uma estratégia importante para conseguir a nefroprotecção dos doentes diabéticos. [84]
Tabela 4: Distribuição dos doentes diabéticos de tipo 2 de acordo com os factores de risco para a DRC

Factores de risco	Não.	%
Hipertensão arterial	44	73.3
Dislipidemia	51	85.0
CardiopaUa isquémica	11	18.3
Obesidade	13	21.7
Fumar	19	31.7
Consumo de bebidas alcoólicas	9	15.0
Consumo de medicamentos nefrotóxicos	7	11.6
História familiar de doença renal	8	15.3

Fonte: Dados formn=60

O risco de desenvolver DRE estará diretamente relacionado com o número de factores de risco que o doente apresenta e com os cuidados que presta a cada um deles para os manter sob controlo.
A Tabela 4 mostra a distribuição dos doentes diabéticos de tipo 2 que participaram no estudo de acordo com os factores de risco para o desenvolvimento de DRC. Verifica-se uma predominância da dislipidemia (85%), seguida da hipertensão e do tabagismo (73,3% e 31,7%, respetivamente).
[858687, 88]Foram apresentados resultados semelhantes em estudos internacionais, como os de Polanco-Flores, Gheith e outros, sendo os principais factores de risco associados à DRC a história familiar de DRS, a hipertensão, a dislipidemia e o tabagismo.
Os resultados obtidos neste estudo confirmam e coincidem com os apresentados por outros autores, que consideram a dislipidemia como um importante fator de risco relacionado com o desenvolvimento da DRC. [89, 90, 91]
No seu estudo, Tziomalos encontrou uma associação entre a dislipidemia e a ocorrência de albuminúria e uma duplicação das concentrações de creatinina sérica. [92]

Foi demonstrado que a pressão arterial elevada em doentes diabéticos aumenta o risco de desenvolver DRD. [92, 93] Os resultados encontrados num estudo de meta-análise realizado por Wagnew, que incluiu 27 estudos de vários países da África subsariana, revelaram que os diabéticos com tensão arterial elevada tinham um risco 1,67 vezes maior de DRD do que os doentes sem tensão arterial elevada. [94]
O tabagismo tem sido associado à incidência de DRC. É um fator de risco

reconhecido como um fator de risco renal independente, embora os seus mecanismos não estejam estabelecidos.

Deve ser considerado como um dos mais importantes factores de risco remediáveis, pelo que a abstinência do tabaco é uma recomendação prioritária na DRC.

Alguns estudos mostraram que fumar quase duplicou o risco de DRC nos indivíduos participantes. [95, 96]

Numa meta-análise, o risco de desenvolver DRC foi de 1,27 para os fumadores de sempre, 1,34 para os fumadores actuais e 1,15 para os ex-fumadores, em comparação com os que nunca fumaram. [97]

Vários estudos investigaram a associação entre o consumo de álcool e o risco de DRC e revelaram resultados inconsistentes. Uma revisão sistemática recente e uma meta-análise dose-resposta concluíram que o consumo ligeiro de álcool (24 g/dia) protege contra a DRC em participantes adultos, especialmente nos homens. [98]

[92, 99]No que diz respeito aos factores familiares, foi relatado que os irmãos de doentes com RDD têm um risco cinco vezes maior de contrair a doença e foi recentemente construído um modelo estatístico preditivo baseado no genoma que estima o risco genético de RDD.

Este modelo de previsão permite confirmar a importância da Pontuação de Risco Genético combinada com factores clínicos na previsão e identificação de indivíduos com elevado risco de DRD para uma intervenção médica atempada.[100]

O autor considera que muitos dos factores de risco presentes são modificáveis, como a dislipidemia, o tabagismo, o alcoolismo, a obesidade e o uso de medicamentos nefrotóxicos.

Daí a importância de fornecer aos doentes a informação necessária para que eles próprios possam modificar estes factores e, se não for possível modificá-los, pelo menos controlá-los para evitar o desenvolvimento da DRC.

Tabela 5. Distribuição dos pacientes diabéticos tipo 2 de acordo com a albuminúria e o tempo de evolução do DM.

Tempo de evolução (anos)	Albuminúria					
	Negativo		Positivo		Total	
	Não.	%	Não.	%	Não.	%
5 anos ou menos	12	20.0	6	10.0	18	30.0
De 6 a 10	10	16,7	19	31.6	29	48.3
Major de 10	3	5.0	10	16.7	13	21.7
Total	25	41.7	35	58.3	60	100.0

Fonte: Formulário de dados e guia de observação

A Tabela 5 mostra a distribuição dos pacientes diabéticos tipo 2 que participaram do estudo, de acordo com a presença ou ausência de albuminúria em relação ao tempo desde o diagnóstico.

Verificou-se que 58,3 % dos doentes apresentavam albuminúria positiva e que 48,3 % da amostra se encontrava no grupo com entre 6 e 10 anos de evolução da doença desde o seu diagnóstico. A relação entre o tempo de evolução do DM tipo 2 e a presença de albuminúria foi evidente, pois a albuminúria predominou nos

pacientes com mais de 6 anos de evolução da doença de base.
Segundo o autor, a DRE é considerada uma das complicações mais graves em pacientes com DM tipo 2 e uma das principais causas de DRC.
Estima-se que 20-40% das pessoas com DM apresentem algum grau de DRE durante o curso da sua doença e um dos primeiros indicadores de DRE é a albuminúria, que consiste em pequenas quantidades de albumina presentes na urina e que se torna mais frequente à medida que aumenta o tempo desde o diagnóstico de DM tipo 2.
Na literatura, há controvérsia sobre a associação da duração do DM como preditor da DRC. Hung, num estudo de coorte com seguimento mediano de 2,9 anos, verificou que pacientes com mais de 8 anos de duração do DM em relação àqueles com menos de 8 anos de doença apresentavam maior risco de DRC. [101]
Liang et al. mostram que a duração da DM é o preditor mais forte de DRE na análise multivariada, e que uma duração superior a 8 anos é o ponto de corte ideal para prever DRE. [102, 103,104]
No entanto, Mazzucco não encontra qualquer diferença entre a duração da DM e da DRD e a doença não diabética. Considerando que a doença diabética se desenvolve vários anos antes do diagnóstico, a duração conhecida da DM não seria um preditor exato e fiável da DRD. [105]
Atualmente, a deteção precoce de albuminúria em doentes com DM tipo 2 é considerada o melhor e mais precoce marcador de DRE.
Dada a importância deste marcador de lesão renal e das suas consequências, é necessário educar os doentes diabéticos, fornecendo-lhes todas as informações relacionadas com o assunto, para que possam adotar um estilo de vida saudável e fazer alterações para prevenir, controlar ou reverter a albuminúria, a fim de preservar a saúde renal.
Uma vez aplicados os instrumentos, procedeu-se à **triangulação metodológica**, ferramenta que facilitou a articulação e validação dos dados, através do cruzamento da informação recolhida na análise documental, no guião de observação e no questionário, o que nos permitiu contrastar os resultados em relação às caraterísticas sócio-demográficas dos doentes diabéticos tipo 2 em estudo, albuminúria como marcador precoce de lesão renal, o nível de informação para a prevenção da DRC e o diagnóstico educacional, onde se determinou um baixo nível de informação relacionado com os aspectos gerais e a prevenção da DRC em pacientes com DM tipo 2.
Com os resultados da triangulação metodológica, concluiu-se o diagnóstico e iniciou-se a fase de conceção do programa educativo com a apresentação dos resultados do diagnóstico ao **grupo de discussão**, que, com a aplicação da técnica da chuva, deu opiniões para a conceção do programa:
> Como temas a abordar no programa, foram propostos: Informações gerais sobre DM e DR, factores de risco, principais manifestações clínicas e complicações da DRC em doentes diabéticos tipo 2, bem como medidas para a sua prevenção, importância da determinação da albuminúria como marcador de lesão renal.
> Utilização de técnicas pedagógicas como meio de ensino (discussão em grupo, reflexões em grupo e debate coletivo) e do atelier como forma de organização.
> Desenvolvimento da avaliação através do PNI (positivo, negativo,

interessante) conhecer a opinião do grupo sobre as acções realizadas e a prática com materiais didácticos.

> Para a determinação da eficácia do programa, foi proposta a categoria de nível de informação para prevenir a DRC em pacientes com DM tipo 2.

> A eficácia teve em conta o facto de 85% ou mais da amostra do estudo ter atingido um nível elevado de informação para prevenir a DRC em doentes com DM tipo 2.

> Incentivar a participação ativa dos doentes diabéticos na intervenção, para a aquisição de informação sobre a DRC em doentes com DM tipo 2.

> As sessões durariam aproximadamente 1 hora cada, duas vezes por semana na fase intensiva durante três meses e uma vez por mês na fase de reforço, durante três meses, a fim de manter a motivação para a atividade.

Estas ideias foram apresentadas ao grupo de profissionais que constituíam o **grupo nominal**, que chegou a um consenso sobre as seguintes propostas para a conceção do programa:

> A DRC constituía um problema de saúde e era, por isso, de grande importância para a saúde da população.

importância dos seus conhecimentos e da sua prevenção.

> Que o nível de informação dos doentes era ainda insuficiente.

diabéticos para prevenir a doença renal crónica.

> Que era necessária uma intervenção em doentes diabéticos através de um programa educativo para aumentar o nível de informação para prevenir a DRC em doentes com DM tipo 2.

> Que deve incluir acções para a modificação do nível de informação para prevenir a DRC em pacientes com DM tipo 2.

Os resultados do focus e do focus group foram tidos em conta na **conceção do programa educativo** (Anexo 9).

O programa educativo foi estruturado da seguinte forma:

Aspectos gerais: Estruturado para ser realizado em duas fases, uma fase intensiva e uma fase de reforço. A fase intensiva, concebida para ser desenvolvida em três meses, distribuída em cinco sessões, com uma frequência quinzenal de uma hora de duração cada, projectou-se como um espaço de reflexão grupal organizado pelo investigador. Destinado aos 60 pacientes diabéticos selecionados para participar da pesquisa e foi realizado na escola primária 28 de Enero, que está localizada dentro do raio de ação dos consultórios médicos familiares envolvidos no estudo, no período entre junho e agosto de 2023, como parte do diagnóstico educacional, foram identificadas as deficiências cognitivas e, portanto, a necessidade de expandir diferentes tópicos que contribuíram para enriquecer o nível de informação para prevenir a DRC em pacientes com DM tipo 2.

A fase de reforço foi realizada durante três meses, no período entre setembro e novembro de 2023, com a participação dos doentes diabéticos de tipo 2 incluídos no estudo. No último mês foi efectuada a avaliação do programa.

Título: Proteger a minha saúde

Objetivo geral

Sensibilizar os doentes com DM tipo 2 para a prevenção da DRC.

Estrutura e temas a ensinar

O programa foi realizado em duas fases, uma primeira fase intensiva e uma segunda fase de reforço. A fase intensiva durou três meses (junho-agosto de 2023), foram desenvolvidas cinco actividades com uma frequência quinzenal de uma hora de duração cada, desenvolvidas como um espaço de reflexão de grupo organizado pelo investigador. Até à quinta sessão, os diferentes temas planeados foram abordados com base no consenso do grupo focal, do grupo nominal e da avaliação dos especialistas.

A etapa de reforço foi realizada durante três meses consecutivos (setembro-novembro de 2023), com duração de uma hora, com a participação dos pacientes diabéticos tipo 2 incluídos no estudo, e foi realizada na escola primária 28 de Enero. Na última sessão foi efectuada a avaliação (novembro de 2023) através da aplicação do questionário de avaliação (Anexo 4).

Tabela 1. Tópicos propostos para o programa educativo sobre a prevenção da doença renal crónica (DRC) em doentes diabéticos de tipo 2.

Título: "**Proteger a minha saúde**".

Fase intensiva			
Tema	**Objetivo**	**Conteúdo**	**Acções**
Sessão 1 "Conhecendo o meu doença".	Objectivos -Criar um estado favorável do do	Apresentação da atividade educativa a desenvolver.	Constituiçãode os grupose determinação das normas e
Tema 1 Introdução em Programa educativo "Proteger a meu saúde". Informações gerais sobre a DM	doentes diabéticos que facilita coesão e reflexão do grupo facilitação a ambiente adequadoque permitir desenvolver as questões a abordar em no que diz respeito à DM. -Defina-o metodologia^aa continuar. -Motivaral grupo suscitar o interesse pelas questões a abordar em relação à DM. Estabelecer normas e regras gerais do	Informações gerais sobre o DM. Conceito. Sintomas. Complicações. Controlo doença.	regras gerais do grupo. Exposição das caraterísticas da intervenção. Exposiçãodel conteúdo temática. (reflexão em grupo e debate coletivo) Motivação para as actividades propostas.

	grupo. Conhecê-los DM em geral		
Sessão 2 "^Como posso ficar doente? " Tópico 2: DRC. Generalidades. Factores de	-Saber o que é o ERC e subrelação com o DM. -Explicar os factores de risco que factores de risco que pode causar DRC em doentes com DM	-ERC. Conceito. Panorama geral da doença. Factores de risco não modificáveis que podem levar à DRC no os pacientes	Exposiçãodel conteúdo temática. (reflexão em grupo e debate coletivo) Motivação para as actividades
riscoque pode causar ERC em em doentes diabéticos.	tipo 2.	diabéticos. -Factores de risco modificáveis que pode causar DRC em os pacientes diabéticos.	propostas.
Sessão 3 "^Isso posso sentir?" Tema3 : Principais manifestações clínicas que ocorrem na DRC	Identificá-los principais manifestações clínicas que são apresentado no CEI.	ERC. Principal manifestações clínicas.	Exposição em conteúdo temático. Reflexão de grupo Debate coletivo
Sessão 4 "Reconhecer o perigo " Tema 4: Complicações que apresentado no CEI.	Explicar complicações que podem ocorrer após a ocorrência de DRC.	ERC. Principal complicações	Exposição em conteúdo temático. Reflexão de grupo Debate coletivo
Sessão 5 "Eu sou Eu preparo-me para melhorar a minha saúde".	Estabelecer as medidas preventivas para a ocorrência do ERC.	ERC. Principal medidas para evitar a sua ocorrência.	Exposição em conteúdo temático. Reflexão de grupo
Tema5 : Medidas para prevenir a DRC.			Debate coletivo
Fase de reforço			
Primeiro mês:	Avaliar o nível de	Informações gerais	Exposiçãodel

Informações gerais sobre a DM e a DRC. Factores de risco que podem causar causar ERC em em pacientes diabéticos. Principais manifestações clínicas que ocorrem na DRC	informação sobre a DRC adquirido pelos doentes. doentes diabéticos que participam no programa educativo.	sobre a DM e a DRC. Factores de risco que podem causar DRC em em pacientes diabéticos. Principais manifestações clínicas apresentado no CEI.	conteúdo temático. Reflexão de grupo Debate coletivo
Segundo mês: Complicações que apresentadas no CEI. Medidas para o evitar.	Avaliar o nível de informação sobre a DRC adquirido pelos doentes. doentes diabéticos que participam no programa educativo	Complicações que ocorrem na DRC. Medidas de prevenção.	Exposiçãodel conteúdo temático. Reflexão de grupo Debate coletivo
Terceiro mês: O terceiro mês: É efectuado avaliaçãode os pacientes participantes diabéticos do	Avaliar o nível de informação sobre a DRC adquirido pelos doentes. doentes diabéticos que participam no projeto	Reafirmação dos conteúdos teóricos e das competências adquiridas. Encerramento e avaliação.	Debate coletivo. Implementação de questionário de avaliação. Encerramento e despedida
estudo.	programa educativo		daatividade educativo.

Requisitos metodológicos

Foram utilizadas diferentes técnicas pedagógicas activas, como a exposição, a exposição e a discussão, debates e vídeos com discussão e acções educativas que conduzem à mudança de estilos de vida pouco saudáveis.

Antes de iniciar a intervenção e aplicar o programa educativo, foi utilizado o questionário (Anexo 4) para obter um diagnóstico individual das necessidades de aprendizagem. O programa educativo consistiu em sessões que se desenvolveram sob a forma de oficina, a avaliação do processo foi participativa como sujeito ativo, através de procedimentos de autoavaliação em cada atividade. No final da fase de reforço, foi efectuada uma avaliação final para avaliar as mudanças, aplicando o mesmo instrumento utilizado no início da investigação (Anexo 4). A avaliação do programa educativo foi realizada na perspetiva de saber se os objectivos propostos foram atingidos e para determinar se o programa educativo foi benéfico.

Material didático: diapositivos, vídeos, pastas, modelos e apresentações em PowerPoint concebidos para cada atividade.

Avaliação

Foram aplicadas técnicas participativas que permitiram a autoavaliação, o que favoreceu a modificação do nível de informação dos pacientes diabéticos envolvidos no estudo.

A conceção do programa educativo foi objeto de uma avaliação especializada, tendo sido obtidos os seguintes resultados.

Resultado da avaliação do programa de ensino por um especialista.

Os sete especialistas que formaram o grupo de avaliação da estrutura, pertinência, utilidade, exequibilidade e valor científico do programa educativo, depois de terem emitido os seus critérios, obtiveram os seguintes resultados

Aspectos a avaliar	**1**	**2**	**3**	**4**	**5**	**6**	**7**	**Total**
Estrutura	5	5	5	5	4	5	5	6-85,71 % aceitável 1-14 ,28 % aceites com recomendações
Relevância	3	5	5	5	4	4	5	7-100 % aceitável
Utilidade	4	5	5	5	5	5	4	7-100 % aceitável
Viabilidade	5	4	5	4	5	5	4	7-100 % aceitável
Valor científico	5	4	5	5	5	5	5	7-100 % aceitável

Os especialistas afirmaram que o programa estava em conformidade com as acções destinadas a aumentar o nível de informação sobre a prevenção da DRC nos doentes diabéticos de tipo 2. Após a avaliação, verificou-se que 100 % dos especialistas consideraram a proposta adequada.

100% dos especialistas afirmaram que as metodologias, as técnicas e os temas respondiam aos objectivos, enquanto apenas 85,71% consideraram a estrutura aceitável.

Em seguida, procurámos estabelecer a relação entre o programa educativo e o nível de informação dos doentes diabéticos que participaram no programa.

Tabela 6: Distribuição dos pacientes diabéticos de acordo com o nível de informação sobre a DRC antes e depois da intervenção educativa.

Nível de informação	**Anteriormente**						**Depois**					
	Elevado		**Médio**		**Abaixo de**		**Elevado**		**Médio**		**Abaixo de**	
	Não	**%**	**Não**	**%**	**Não**	**%**	**Não**	**%**	**Não**	**%**	**Não**	**%**
Factores de risco	14	23	19	32	27	45	54	90	6	10	0	0
Manifestações clmicas	19	32	20	23	21	35	54	90	8	10	0	0
Complicações	17	28	19	32	24	40	56	93	4	7	0	0
Medidas preventivas	12	20	23	38	25	42	58	97	2	3	0	0

Fonte: Questionário de diagnóstico e avaliação=60

A Tabela 6 mostra a distribuição dos pacientes diabéticos de acordo com o nível de informação sobre a DRC antes e depois da intervenção educacional.

Mostra que, antes da implementação do programa educativo, predominavam os

doentes diabéticos com um baixo nível de informação sobre os factores de risco, as manifestações clínicas, as complicações e as medidas preventivas para evitar a doença, representando 45 %, 40 %, 35 % e 42 %, respetivamente, seguidos pelos que tinham um nível médio de informação em cada caso.
É de salientar que, em todos os casos, menos de 20% das pessoas envolvidas no estudo tinham um elevado nível de informação sobre a DRC.
Verifica-se que após a intervenção, de um modo geral, observou-se uma melhoria no nível de informação sobre a DRC adquirido pelos doentes diabéticos em todos os casos, sendo que nenhum doente apresentou um nível baixo de informação relacionada com a doença e predominou um nível alto de informação em mais de 90 % dos casos.
Segundo o autor, o nível de informação sobre a DRC actua como um fator de proteção nos doentes com DM, e os resultados obtidos mostram o importante papel que pode ser desempenhado por uma educação para a saúde abrangente, com especial atenção à prevenção, educação e apoio.
O nível de informação sobre as caraterísticas da DRC provoca uma série de alterações que afectam significativamente a vida do doente, retardando a progressão desta doença crónica não transmissível. Uma simples intervenção educativa pode melhorar o nível de informação sobre a DRC na população mais suscetível à doença.
Os dados abordados pelo estudo coincidem com alguns dos resultados de estudos semelhantes. [86106]É o caso de Garces e Dayly que, antes da intervenção educativa, o nível de conhecimento insuficiente era de 57% (30 pacientes) e, após a intervenção educativa, atingiu 77%, no mesmo número de pacientes, com um nível de conhecimento suficiente.
[107]Burgos Jiménez e colaboradores, no trabalho de investigação sobre o impacto de uma intervenção destinada a aumentar o conhecimento da doença renal no início atempado da terapêutica de substituição renal, destacam que, em relação ao conhecimento das quatro dimensões medidas pelo questionário, foi alcançado um aumento de 75,4% no nível bom em mais de 21 mulheres que responderam corretamente; alterações que são consistentes com o que foi publicado sobre o conhecimento da doença em doentes diabéticos.
O artigo referente ao nível de conhecimento sobre DRC em pacientes, familiares e equipe de enfermagem também se relaciona com este estudo, pois identifica que em relação aos pacientes, predominam aqueles com nível baixo (70,51%), seguidos daqueles com nível médio (26,92%) e apenas 2 pacientes (2,57%) atingem nível alto em relação às respostas dadas ao questionário de pesquisa. [108]
[109]Existe uma diferença em relação a Valverde e Zari do Equador, que na sua investigação obtiveram o resultado de que os pacientes que participaram no estudo tinham um elevado nível de conhecimentos antes de aplicar a intervenção educativa, o que não coincide com a presente investigação, que mostra que a maioria dos pacientes tinha um nível de informação deficiente.
Os resultados obtidos, uma vez aplicada a atividade educativa, demonstraram o aumento do nível de informação dos pacientes diabéticos tipo 2 que participaram no estudo de prevenção da DRC, **demonstrando a eficácia do programa educativo,** já que mais de 90 % dos pacientes diabéticos conseguiram alcançar um alto nível de

informação. Este facto demonstra a importância de educar os doentes no conhecimento da sua doença para facilitar a prevenção de possíveis complicações que possam surgir ao longo da sua evolução.

[106]Estes resultados são semelhantes aos encontrados no estudo de Garces e Dayly, cuja população era de 115 pessoas, que demonstram que a intervenção educativa é eficaz para aumentar os conhecimentos, uma vez que na avaliação inicial, 40% tinham um baixo nível de conhecimento em relação ao autocuidado e é evidente que após a implementação da intervenção educativa, o nível de conhecimento aumenta com 78%.

Isto coincide com a teoria de Nola Pender, que afirma que o conhecimento aumenta através da interação, de modo a que as pessoas adoptem comportamentos que conduzam a uma melhoria da sua qualidade de vida; por outras palavras, fornecer informação ajuda a gerar atitudes positivas e, desta forma, as pessoas tomam consciência e modificam os seus estilos de vida, reduzindo a morbimortalidade face a um problema de saúde pública que afecta uma grande parte da população devido à falta de conhecimento.

Outros estudos semelhantes reflectem resultados que corroboram os nossos, demonstrando a eficácia em cada um deles após a aplicação de diferentes tipos de actividades educativas para aumentar o nível de informação relacionada com a DRC e a sua prevenção. [110, 111, 112,]

Outros autores têm demonstrado, através da avaliação de programas de educação e cuidados para doentes diabéticos, que a educação conduz indubitavelmente a um melhor controlo da DM, retardando ou prevenindo o desenvolvimento de complicações como a DRC. [113, 114, 115]

Nas palavras de Sanchez, "a educação para a saúde é uma ferramenta que permite que as pessoas assumam um papel ativo na modificação dos seus comportamentos para promover a saúde, incorporando o conhecimento que pode vir dos profissionais de saúde".

CONCLUSÕES

Nesta investigação, prevaleceram os doentes diabéticos com idades compreendidas entre os 60 e os 79 anos, do sexo feminino, com formação pré-universitária e com excesso de peso. A dislipidemia, a hipertensão arterial e o tabagismo foram os principais factores de risco para o desenvolvimento de doença renal crónica. A albuminúria foi identificada como um marcador precoce de lesão renal, sendo positiva em mais de 50% dos casos e sendo mais frequente em doentes diabéticos com 6 ou mais anos de evolução. Antes da intervenção educativa, predominava na amostra estudada um baixo nível de informação sobre a doença renal crónica, que aumentou em mais de 90 % dos casos após a implementação do programa educativo. O programa educativo: "**Proteger a minha saúde**" revelou-se eficaz para aumentar o nível de informação dos doentes diabéticos de tipo 2 sobre a DRC.

RECOMENDAÇÕES

✓ Generalizar a aplicação do programa educativo a outras áreas da saúde para contribuir para a prevenção da doença renal crónica em doentes diabéticos de tipo 2.

✓ Continuar a realizar estudos de intervenção nos cuidados de saúde primários com o objetivo de melhorar os meios de comunicação sobre a prevenção da doença renal crónica nos doentes diabéticos.

✓ Prosseguir o estudo, não só para modificar o nível de informação sobre o assunto, mas também para tentar modificar o comportamento dos doentes diabéticos, a fim de prevenir a doença renal crónica.

REFERÊNCIAS BIBLIOGRÁFICAS

1. Ruz A, Arranz E, Garrta JC, Garrta ME, Palacios D, Montero A, et al. Prevalência de diabetes mellitus nos cuidados primários espanhóis e sua associação com factores de risco cardiovascular e doença cardiovascular. Estudo SIMETAP-DM. Clin Invest Arterioscl [Internet]. 2020 [cited 2024 my 26]; 32(1): [approx. 11p]. Disponível em: https://doi.org/10.1016/j.arteri.2019.03.006
2. Pavon-Rojas AJ, Escalona-Gonzalez SO, Cisnero-Reyes L, Gonzalez-Milan ZC. Microalbuminúria: um método para a deteção precoce da doença renal crónica em diabéticos. SPIMED [Internet]. 2020 [citado 5 Jun 2024]; 1(2). Disponível em: https://revspimed.sld.cu/index.php/spimed/article/view/15
3. Zavala-Calahorrano AM, Fernandez E. Diabetes mellitus tipo II no Equador: revisão epidemiológica. 2018 [Tese]. Equador: Universidad Tecnica de Ambato, Tungurahua; 2018. Disponível em: DOI: https:ZZdoi.org/10.31243/mdc.uta.v2i4.132.2018
4. Federação Internacional de Diabetes. Atlas de Diabetes da IDF [Internet]. 8ed. Bruxelas, Bélgica: Federação Internacional de Diabetes; 2017 [citado em 2024 de maio de 26]. Disponível em: http://diabetesatlas.org/resources/2017-atlas.html
5. Ayala-Reynoso PP. Intervenção terapêutica para atingir o controle glicêmico em pacientes com diabetes mellitus. [Tese de pós-graduação]. Equador: Escuela Superior Politecnica de Chimborazo, Riobamba, Chimborazo; 2019. Disponível em: http://dspace.espoch.edu.ec/handle/123456789/12503
6. Kovesdy CP. Epidemiologia da doença renal crónica: anupdate 2022. Kidney Int Suppl [Internet] Apr 2022 [cited 2024 my 26]; 12(1):7-11. Disponível em: https://www.ncbi.nlm.nih.gov/pmc/articles/PMC9073222/
7. Polanco-Flores NA, Rodriguez-Castellanos F. Deteção precoce de nefropaUa diabética, sobre seu rastreamento. Rev Nefrol Dial Traspl [Internet] 2018 [citado 2024 mi 26]; 38(4):258-67.Disponível em: https://www.revistarenal.org.ar/index.php/rndt/article/view/372/553
8. Turkmen K. Inflammation, oxidative stress, apoptosis, and autophagy in diabetes mellitusand diabetickidneydisease: os Quatro Cavaleiros da theApocalypse. Int Urol Nephro [Inernet]. maio 2017 [cited 2024 my 26];49(5):837-44.Available from: https://pubmed.ncbi.nlm.nih.gov/28035619/
9. Sosa N, Polo RA, Mendez SN, Sosa M. Caracterização dos pacientes com doença renal crónica em tratamento hemodialítico. Medisur [Internet]. 2016 [cited 2024 my 26]; 14(4): [aprox. 10p.]. Disponível em: http://medisur.sld.cu/index.php/medisur/article/vi ew/2969\.
10. Hernando-Avendano L. História da Nefrologia em Espanha. Barcelona: Ediciones Pulso; 2017. Antecedentes históricos. Primeiras notas sobre as doenças renais. p. 19 - 20
11. Cusumano AM, Rosa-Diez G. Notas para a história da diálise no mundo e na Argentina. Segunda parte: os inícios da hemodiálise na Argentina. Rev Nefrol Dial Traspl [Internet]. 2020 [cited 2024 my 26]; 40(3): 242-250 . Disponível em: https://www.revistarenal.org.ar/index.php/rndt/article/view/538
12. Herrera-Anazco P, Pacheco-Mendoza J, Taype-Rondan A. Doença renal crónica

no Peru. Uma revisão narrativa de artigos científicos publicados. Ata Med Peru [Internet]. 2016 [cited 2024 my 26]; 33(2): 130 - 137 http://www.scielo.org.pe/pdf/amp/v33n2/a07v33n2.pdf http://www.scielo.org.pe/pdf/amp/v33n2/a07v33n2.pdf.

13. D^az-Armas MT, Gomez-Leyva B, Robalino-Valdivieso MP, Lucero-Proano SA. Comportamento epidemiológico em pacientes com doença renal terminal no Equador. CCM [internet]. 2018 [citado 2024 mi 26] (2): 312 - 324. Disponível em: http://scielo.sld.cu/pdf/ccm/v22n2/ccm11218.pdf

14. Lacomba-Trejo L, Mateu-Molla J, Carbajo-Alvarez E, Oltra-Benavent AM, Galan-Serrano A. Doença renal crónica avançada. Associação entre ansiedade, depressão e resiliência. Colombian Rev. Nefrol [Internet]. 2019 [cited 2024 my 26]; 6(2): 103-111 . Disponível em: https://revistanefrologia.org/index.php/rcn/article/view/344/pdf

15. Ram^ez-Perdomo CA, Solano-Ruiz MC. A construção social da experiência de viver com doença renal crónica. Rev. Latino-Am Enfermagen [Internet] 2028 [cited 2024 my 26]; 26: e3028. Disponible en: https://www.scielo.br/pdf/rlae/v26/es_0104-1169-rlae-26-e3028.pdf; http://dx.doi.org/10.1590/1518-8345.2439.3028

16. Gorostidi M, Santamaria R, Alcazar R, Fernandez Fresnedo G, Galceran JM, Goicoechea M, et al. Documento da Sociedade Espanhola de Nefrologia sobre as diretrizes KDIGO para a avaliação e tratamento da doença renal crónica. Nefrolog^a [internet]. 2017 [cited2024 my 26]; 34(3): 302-316 . Available Em: http://scielo.isciii.es/pdf/nefrologia/v34n3/especial2.pdf

17. Martmez Perez Denia, Perez de Alejo Rodriguez Lutgarda, More Chang Carmen Xiomara, Rodriguez Viera Ricardo, Dupuy Nunez Juan Carlos. Estudos clínicos laboratoriais para a deteção de doença renal crónica em grupos populacionais de risco. MEDISAN [Internet]. 2016 Jan [citado 2024 Jun 05]; 20(1): 49-58. Disponível em: http://scielo.sld.cu/scielo.php?script=sci arttext&pid=S1029-30192016000100008&lng=es

18. Lorenzo CMB, Ortega GEA, Ortega HA, Ferreiro GLR, Carballea BM. Desenvolvimento de doença renal crónica em pacientes com hipertensão arterial e/ou diabetes mellitus. Universidad Medica Pinarena [Internet]. 2019 [citado 2024 mi 26]; 15(1):[aprox. 10p]. Disponível em: https://www.medigraphic.com/cgi-bin/new/resum

19. Miranda JJ, Aleman B, Vega J, Gartia D, Arocha Y, Rivero L. Factores de progressão da disfunção renal em diabéticos internados em Medicina Interna. Rev Med Electron [Internet]. 2016 [citado 2024 mi 26]; 38(6):[aprox. 5p]. Disponível In: https://www.revmedicaelectronica.sld.cu/index.p hp/rme/article/view/1610/3207

20. Besse-Diaz R, Martmez-Cantillo L, Rfos-Vega L. Aspectos clínicos e epidemiológicos relacionados com a microalbuminúria em doentes com diabetes mellitus tipo 2. MEDISAN [Internet]. 2018 on [cited 2024 Mar 31]; 22(1): 11-18. Disponível Em: http://scielo.sld.cu/scielo.php?script=sci arttext&pid=S1029-30192018000100002&lng=es.

21. Martell-Marthez M, Cisnero-Causillo,C, Gonzalez-Aguero J E, Galiano- Silva G.

Microalbuminúria como marcador de dano renal em pacientes com diabetes mellitus. J Clin Med Rev 2022; 1(1); 12.
22. Lin YC, Chang YH, Yang SY, Wu KD, Chu TS. Atualização da fisiopatologia e gestão da doença da diabetes. J Formos Med Assoc Taiwan YiZhi. agosto de 2018; 117 (8): 662-75.
23. Moreno F, Castillo C, Pena JK. Acometimento renal no diabetes mellitus. Medicina [Internet]. 2019 [cited 2024 my 26]; 12(80):[approx. 9p]. Disponível em: https://www. medicineonline.es/en- affectacion-ren al-diabetes-mellitus-articulo-S030454121930145 3
24. Cuba. Ministério da Saúde Pública. Anuario Estad^stico de Salud 2020 [Internet]. Havana: Direccion Nacional de Estad^sticas; 2021 [citado 2024my26]. Disponível em: https://files.sld.cu/bvscuba/files/2020/05/AnuarioElectronico-Espanol-2019- ed-2
25. Velez L, Fuentes M, Morieira M, Lucio L. Vulnerabilidade à diabetes mellitus tipo 2. Rev CienUfica Multidiscip. 2020; 4(3):93 - 8.
26. Lopez-Casanova A, Triana de la Paz R, Ruiz-Triana A, D^az-Alfonso NI, Gutierrez-Escarras Y. Síndrome metabólica em pacientes diabéticos tipo 2. Ata Med Cent [Internet]. 2019 [cited 2024 my 26]; 13(3):284-96. Disponível em: https://www.medigraphic.com/pdfs/medicadelcentro/mec-2019/mec193a.pdf
27. Altamirano L, Vasquez M, Cordero G, Alvares R, Anez R, Rojas J, et al. Prevalência de diabetes mellitus tipo 2 e seus fatores de risco em indivíduos adultos na cidade de Cuenca - Equador. Av em Biomed [Internet]. 2017 [citado 2024 mi 26]; 6(1):10-21. Disponível em: http://www.redalyc.org/pdf/3313/331351068003.pdf
Martmez B, Mendez Y, Veldez I. Factores de risco associados à diabetes mellitus tipo 2. Policlfnico Docente Jose Jacinto Milanes. Matanzas, 2019. Rev Med Electron [Internet]. 2021 [citado 2024 mi 26]; 43(6):1 -13. Disponível em: http://www.revmedicaelectronica.sld.cu/index.php/rme/article/view/4140/pdf:
28. Blanco-Naranjo EG, Chavarria-Campos GF, Garita-Fallas YM. Estilo de vida saudável na diabetes mellitus tipo 2: benefícios na gestão da cronicidade. Rev Medica Sinerg. 2021; 6(2):e639.
29. Peinado-Martmez M, Dager-Vergara I, Quintero-Molano K, Mogollon-Perez M, Puello-Ospina A. Síndrome metabólica em adultos: uma revisão narrativa da literatura. Arch Med [Internet] 2021[cited 2024 my 26];17 (2:4) : 1-5.Disponível em: https://www.archivosdemedicina.com/medicina-de-family/siacutendrome-metaboacutelic-metaboacutelic-in-adults-review-narrative-of-literature.pdf
30. Perez-Gonzalez M. Síndrome metabólica em pacientes com diabetes mellitus tipo 2. Rev Ciencias Medicas Pinar del Rfo [Internet]. 2016 [citado 2024my26]; 20(4):26-36. Disponível em: http://scielo.sld.cu/pdf/rpr/v20n4/rpr05416.pdf
31. Meza-Prambs A, Vergara-Cabezas R, Encalada-Campos G, Estay-Sepulveda J, Crespo J, Cabezas Caceres C. Tratamento ideal da resistência à insulina e da pré-diabetes; ^Metformina ou exercício? J Sport Heal Res J Sport Heal Res 14 [Internet]. 2019[cited 2024 my 26];(11):139- 54. Disponível em:

http://www.journalshr.com/papers/Vol
11 suplemento2/JSHR V11 SUPL2 12.pdf
32. Ceballos-Pomares JC, SoKs-Martmez RA, Quevedo-Carreno A, Lopez Munoz JJD, MORENO-Cortes ML. Resistência à insulina e sua relação com alterações bioquímicas e antropométricas em adolescentes com pré-diabetes. Revista Biomedica [Internet]. 2020 [cited 2024 my 26];31(1). Disponível em: https://doi.org/10.32776/revbiomed
33. CARRASCo F, GALGANI J, REYES M. La Resistance Syndrome. REV MED CLIN. 2018; 24(5):827-37.
34. Escobar J, Chimal M, Moreno M, Lagunes O, Ortega C, Escobar P. Deteção de factores de risco de resistência à insulina em estudantes universitários. Ata Med Centro [Internet]. 2018 [cited 2024 my26]; 12(3):332-8. Disponível em: http://www.revactamedicacentro.sld.cu/index.php/amc/article/view/971/1172
35. Fragozo-Ramos C. Síndrome metabólica: uma revisão da literatura. Med Lab [Internet]. 2022 [cited 2024 my 26];26(1):47-62. Disponível em: https://medicinaylaboratorio.com/index.php/myl/article/view/559/503
36. Chacon-Valladares P, Valencia-Gutierrez MM. Síndrome metabólica e estilos de vida no pessoal de saúde de uma unidade de medicina familiar no México. Cad Aten Primaria [Internet] 2020 [citado 2024 de 26 de maio]; 26 (3):4-11. Disponível em: https://revista.agamfec.com/wp-content/uploads/2021/01/Agamfec 26 3-Orixinal-Shdrome-metab6lico.pdf
37. Vinces-Chong RI, Villamarin-Vaca ON, Tapia-Mieles AM, Gorozabel-Alarcon JM, Delgado-Gorozabel CJ, Vinces-Zambrano MI. Diabetes Mellitus e seu grave impacto nas complicações úficas. Polo del Conoc. 2019; 4(2):181.
38. Casal-Dommguez M, Pinal-Fernandez I. Guia de prática clínica sobre diabetes mellitus tipo 2. Arch Med. 2014; 10(2):1-18.
39. Carrillo-Larco RM, Bernabe-Ortiz A. Diabetes mellitus tipo 2 no Peru: uma revisão sistemática da prevalência e incidência na população em geral. Rev Peru Med Exp Salud Publica. 2019; 36(1):26-36.
40. Comité de Prática Profissional da Associação Americana de Diabetes. Padrões de cuidados médicos em diabetes-2022. Diabetes Care. 2022;45(suppl 1):1-16.7
41. Ministério da Saúde e do Consumo. Ministério da Saúde e dos Serviços Sociais. Guia de prática clínica sobre Diabetes Mellitus tipo 2. Serv Cent Comun del Gob Vasco [Internet]. 2017 [Citado em 2024 de 26 de maio]; 1 -181. Disponível em: https://portal.guiasalud.es/wpcontent/uploads/2018/12/GPC 429 Diabetes 2 Osteba compl.pd
42. Associação Americana de Diabetes (ADA). Guia de diabetes tipo 2 para médicos. Redgdps [Internet]. 2022 [cited 2024 my 26]:264. Disponível em: https://www.redgdps.org/gestor/upload/colecciones/Guia DM2 web.pdf.
43. Meza C, San MartmC , Ruiz J, Frugone C. Fisiopatologia de diabeticnephropathy: a literaturereview [Fisiopatolog^a de la nefropaUa diabetica: una revisión de la literatura]. Medwave [Internet]. 2017[cited 2024my26]; 17(1):e6839. Available In: http://dx.doi.org/10.5867/medwave.2017.01.6839
44. Bustillo-Solano EE, Bustillo-Madrigal EE, Perez-Francisco Y, Perez-Sosa R,

Brito-Garrta A, Gonzalez-Iglesia A, et al. Prevalência de diabetes mellitus e glicemia de jejum alterada numa área da cidade de Sancti Spmitus. Rev Cubana Endocrinol [Internet]. 2013 ago [cited 2024 my29]; 24(2): 107-124. Available em: http://scielo.sld.cu/scielo.php?script=sci arttext&pid=S1561 - 29532013000200002&lng=en.

45. Aravinda J. Riskfactors in patientswithtype 2 diabetes in Bengaluru: A retrospectivestudy. World J Diabetes [Internet] 2019[cited 2024 my 26]; 10(4), 241-248.Available from: https://doi.org/10.4239/wjd.v10.i4.241

46. Bohorquez-Moreno C, Barreto-Vasquez M, Muvd-iMuvdi YP, Rodriguez-Sanjuan A, Badillo-Viloria M A, Martmez de la Rosa WA, et al. Modifiable factors and risk of type 2 diabetes mellitus in young adults: a cross-sectional study. Sci. Sick [Internet]. 2020 [cited 2024 my 26]; 26: 14. Disponível em: https://doi.org/10.29393/ce26-7fmcb70007.

47. Carpio-Troya AC, Camacho-Ullauri ZP, Maldonado-Rengel RE. Diabetes mellitus e nefropaUa diabética. cietna [Internet]. 29 de julho de 2023 [citado 2024 abr3]; 10(1): 120-137. Disponible em: https://revistas.usat.edu.pe/index.php/cietna/article/view/899

48. Sanchez J, Sanchez N. Epidemiologia^a do diabetes mellitus tipo 2 e suas complicações. Rev Finlay [Internet]. 2022 Jun [citado 2024 Abr 19]; 12(2):168 176 . em: http://scielo.sld.cu/scielo.php?script=sci arttext&pid=S2221 - 24342022000200168&lng=en

49. Castillo HF, Morocho MC, Naranjo GJ. Risco de Diabetes Mellitus tipo 2 no pessoal de saúde do Hospital Alfredo Noboa Montenegro. Guaranda- Equador. Revista Eugenio Espejo [Internet] 2019 [citado 2024 meu 29; 13(2): 42-52.en: https://eugenioespejo.unach.edu.ec/index.php/EE/article/view/148

50. Khan, M. A., Hashim, M. J., King, J. K., Govender, R. D., Mustafa, H., &Kaabi, J. A. (2020). Epidemiolog^a do diabetes tipo 2: carga global da doença e tendências projetadas. J EpidemiolGlob Health, 100(1).

51. Associação Americana de Diabetes. ADA. Padrões de cuidados em diabetes. Diretrizes da ADA, 2023. Diabetes Care [Internet] 2023 [cited 2024 my29]; 4 (suppl. 1).Available from: ADA. Disponível em: https://mariamontanavivas.wordpress.com/2022/12/14/estandares-de- diabetes-care-guide-guide-ada-2023-free/

52. Serna LM, Pineda N, Garcia AM, Aguirre M, Alfaro JM, Balthazar V, et al. Nefropatia diabética. MEDICINA UPB [Internet]. 2009 [citado 2023 Jan 28]; 28(1): 42-53 . pt: https://bibliotecadigital.udea.edu.co/dspace/bitstream/10495/26229/1/Higuit aLina 2009 NefropatiasdiabeticasDiabetesMellitus.pdf

53. Sanchez B, Vega V, Gomez N, Vilema G. Estudo caso-controlo dos factores de risco da diabetes mellitus tipo 2 em idosos. Revista Universidad y Sociedad [Internet]. 2020 [cited 2024 my 29]; 12(4): 156-164. Disponível en: http://scielo.sld.cu/scielo.php?script=sci arttext&pid=S2218-36202020000400156&lng=es&tlng=es

54. Leiva A, Martmez M, Petermann F, Garrido A, Poblete F, D^az X, et al. Factores

associados ao desenvolvimento da diabetes mellitus tipo 2 no Chile. Nutr Hosp [Internet]. 2018 Abr [cited 2024 my 29]; 35(2): 400-407. Disponível em: http://scielo.isciii.es/scielo.php?script=sci arttext&pid=S0212-16112018000200400&lng=es. https://dx.doi.org/10.20960/nh.1434 .

55. Cipriani E, Quintanilla A. Diabetes mellitus tipo 2 e resistência à insulina. Rev Med Hered [Internet]. 2010 [citado 2024 mi 29]; 21(3): 160-71. Disponível em: http://www.scielo.org.pe/scielo.php?script=sciarttext&pid=S1018-130X2010000300008

56. Albaro F, Martmez A, Gorriz L. Importância da determinação precoce da microalbuminúria no risco vascular global e na nefropatia diabética. Nefrologia [Internet] 2005 [citado 2024 my 29]; 25 suppl.4). Disponível em: file:///C:/Users/HP/Downloads/X0211699505031341 .pdf.

57. Gonzalez-Fajardo I, Borrego-Carmona C, Morera-Rojas BP, D^az-Padilla D. Prevalência de microalbuminúria em crianças obesas e hipertensas e sua relação com factores de risco cardiovascular. Rev Medical Sciences [Internet]. 2015 ago [cited 2023 my 29]; 19(4): 604-618. Disponível em: http://scielo.sld.cu/scielo.php?script=sci arttext&pid=S1561 -

58. Ortega-Filartiga EA, Prevalência e caraterísticas clínicas da nefropatia diabética. Rev Nac (Itaugua) [Internet]. 2013 [citado 2024 mi 29];5(1):18- 27. Disponível pt: http://scielo.iics.una.py/scielo.php?script=sci arttext&pid=S2072- 817420130001000

59. Viberti GC, Jarrett RJ, Mahmud U, Hill RD, Argyropoulos A, Keen H. Microalbuminuria as a predictor of clinical nephropathy in insulin-dependent diabetes mellitus. Lancet [Internet]. 1982 [cited 2024 my 29]; 319(8287):1430-2. Disponible en: https://www.sciencedirect.com/science/article/pii/S0140673682924503

60. Vergara-Arana A, Martmez-Castelao A, Gorriz-Teruel JL, Alvaro-Moreno F de, Navarro-Gonzalez JF, Soler-Romeo MJ. Doença renal diabética: albuminúria e progressão. Nefrolog^a al D^a [Internet]. 2020 [cited 2024 my 29]: [ca. 8p.]. Disponível em: https://www.nefrologiaaldia.org/esarticulo- enfermedad-diabetica-renal-albuminuria-progresion-292

61. Jimenez A, Aguilar C, Rojas R, Hernandez M. Diabetes mellitus tipo 2 e frequência de acções para a sua prevenção e controlo. Salud Publ Mex[Internet]. 2013 [cited 2024 my 29]; 55: S137-43. Disponível em: https://www.scielo.org.mx/scielo.php?script=sci arttext&pid=S0036-36342013000800010

62. Prada S, Marrugo M, Arcia L, Vega G, Ricardo L, Ballesteros E, et al. Doença renal diabética: estado da arte. Arquivos de Medicina. 2022; 18(6):1. Disponível em: https://dialnet.unirioja.es/servlet/articulo?codigo=8540250

63. Villena A. Factores de risco para a nefropatia diabética. Ata Med Peru [Internet]. 2021 [Acedido em 2024 de 29 de maio]; 38(4). Disponível em: http://dx.doi.org/10.35663/amp.2021.384.2256.

64. Perez CR e Mallma YM. Estilo de vida em idosos com diabetes mellitus tipo II num conjunto habitacional em Lima. Agora [Internet]. 2021 [cited2024 my 29]; 8(2): 20-6. Disponível em: https://www.revistaagora.com/index.php/cieUMA/article/ view/189

65. Vazquez A, Cervantes T, SoKs E, Franco G, Valencia E, Centeno S, et al. Estratégias de autocuidado em pacientes com diabetes mellitus tipo 2. Rev Esp Med Quir [Internet]. 2012 [citado 2024 mi 29]; 17(2): 94 -9. Disponível em: https://www.medigraphic.com/cgi-bin/new/summary.cgi?IDARTICLE=35156
66. Serra M. Atualização sobre medicamentos antidiabéticos e risco cardiovascular. Rev Urug Cardiol [Internet]. 2016 Dec [cited 2024 my 19]; 31(3): 522-546. Disponible en: http://www.scielo.edu.uy/scielo.php?script=sci arttext&pid=S1688-04202016000300014&lng=es
67. Critérios para o uso de antidiabéticos não insulínicos em pacientes com Diabetes Mellitus Tipo 2. Madrid: Comunidad de Madrid, Servicio Madrileno de Salud, Consejeria de Sanidad; Feb 2020 [citado 2024 my 29]. 86p . Critérios: n10). Disponível en: http://www.madrid.org/bvirtual/BVCM050241 .pdf
68. Cruz R, Fuentes O, Gutierrez O, Garay R, Aguila O. Nefropatia diabética em pacientes diabéticos tipo 2. Rev Cubana Med. 2011; 50(1): 29-39.
69. Villena Pacheco Arturo. Factores de risco para a nefropatia diabética. Ata med. Peru [Internet]. 2021 Oct [citado 2024 Jun 05] ; 38(4): 283-294. Disponível em: http://www.scielo.org.pe/scielo.php?script=sci_arttext&pid=S1728-59172021000400283&lng=es. Epub04-Feb-2022 . http://dx.doi.org/10.35663/amp.2021.384.2256
70. Yamazaki T, Mimura I, Tanaka T, Nangaku M. Tratamento da doença renal diabética: atual e futuro. Diabetes Metab J [internet] 2021 [cited 2024 my 29]; 45(1): 11-26. Disponível em: https://pubmed.ncbi.nlm.nih.gov/33508907/
71. Colaboração GBD para a Doença Renal Crónica. Carga global, regional e nacional da doença renal crónica, 1990-2017; uma análise sistemática para o estudo da carga global de doenças de 2017. Lancet [Internet] 2020 [citado 2024my29]; 395: 709-33 . em: https://www.thelancet.com/journals/lancet/issue/vol395no10225/PIIS0140-6736(20)X0009-2
72. Calle A, Criollo L, Salinas S, Tello J, Altamirano C, Bermeo M. Factores de risco para a nefropatia diabética em adultos: atualização da literatura. Archivos Venezolanos de Farmacolog^a y Terapeutica [Internet] 2022 [cited 2024 my 29]; 41(3): 172-184. Disponível em: https://www.revistaavft.com/images/revistas/2022/avft 3 2022/4 factores de risco nefropatia.pdf.
73. Toala Y, Leon M, Pin A. Prevalência de diabetes mellitus tipo 2 e seus factores de risco em adultos latino-americanos. MQR Research [Internet] 2023 [citado em 2024 de maio de 29]; 7(1), 742-763. Disponível em: https:ZZdoi.org/10.56048/MQR20225.7.1.2023.742-763
74. Fuentes-de-la-Rosa Y, D^az-Cabrera J, D^az-Calzada M, Rodriguez-Sardinas L, Perez-Alvarez Y. Caracterização da síndrome metabólica em diabéticos tipo 2 atendidos no Centro Provincial de Pinar del Rfo. Rev Ciencias Medicas de Pinar del Rfo [Internet]. 2023 [citado 2024 mi 29]; 27: [aprox. 5p .]. Disponível en:

https://revcmpinar.sld.cu/index.php/publicaciones/article/view/5861
75. Sanchez-Alvarez GA, Betancourt-Reyes GL, Betancourt-Betancourt G de J. Caracterização clínico-epidemiológica de pacientes com diabetes mellitus tipo 2 e microalbuminúria. Rev Med Electron [Internet] 2023[cited 2024 my29]. em: https://revmedicaelectronica.sld.cu/index.php/rme/article/view/5045
76. Russo-Maria P, Grande-Ratti MF, Burgos MA, Molaro AA, Bonella MB. Prevalência de diabetes, caraterísticas epidemiológicas e complicações vasculares. Arch Cardiol Mex [Internet]. 2023 março [citado 2024 meu 12]; 93(1): 30-36 . em:
http://www.scielo.org.mx/scielo.php?script=sciarttext&pid=S1405-99402023000100030&lng=es. Epub24-Fev-2023 .
https://doi.org/10.24875/acm.21000410.
77. Federação Internacional de Diabetes. Atlas de Diabetes da IDF. 9ed. 2019 [Internet]. Federação Internacional de Diabetes;2019 [cited 2024 my 29]. Disponível em:
https://www.diabetesatlas.org/upload/resources/material/20200302 133352 2406-IDF-ATLAS-SPAN-BOOK.pdf
78. Avila-Gonzalez Z, Lopez-Pena Y. Abordar a diabetes mellitus: estratégias de prevenção a partir da evidência científica atual. LATAM [Internet]. 24 de novembro de 2023 [citado 2024 my 12];4(5):1189-1202. Disponível em: http://latam.redilat.org/index.php/lt/article/view/1387
79. Penafiel-Cruz GK, Villa-Mej^a JA, Barcia-Menendez R. Prevalência e morbilidade da diabetes mellitus diabetes mellitus tipo 2 em adultos mais velhos em América Latina. MQRlresearch [Internet]. 2023 em 18 [citado 2024 de 12 de maio];7(1):248-6. Disponível em: MQRlnvestigar. em: https://www.investigarmqr.com/ojs/index.php/mqr/article/view/165
80. Tellez-Ramos CM, Florian DA, Reyes-Garay N. Factores associados à doença renal crónica no Hospital Carlos Roberto Huembes. Rev Torreon Universitario [Internet]. 2023 [cited 2024 my 12];12(35):93-100. Disponívelem: https://revistasnicaragua.cnu.edu.ni/index.php/torreon/article/view/8269
81. Hernandez-Zambrano SM, Carrillo-Algarra AJ, Linares-Rodriguez LV, Martmez-Ruiz AL, Nunez-Yaguna MF. Caracterização sociodemográfica e clínica de pacientes com doença renal crónica em condição de pluripatologia e seus cuidadores. Enferm Nefrol [Internet]. 2021 [citado 2023 Out. 24];24(1):[aprox. 12 telas]. Disponível em:
https://scielo.isciii.es/pdf/enefro/v24n1/2255-3517- enefro-24-01-06.pdf
82. Mederos-Borroto Y, Tiza-Perez Y, Perez-Valencia B. Intervenção educativa para modificar os níveis de conhecimento sobre a doença renal crónica em pacientes diabéticos. Medicent Electron [Internet] 2024 [citado 2024 meu 29]; 28: e4129. Available from: Medicent Electron [Internet] 2024 [citado 2024 meu 29]; 28: e4129. em:
https://medicentro.sld.cu/index.php/medicentro/article/view/4129/3335
83. Mohammedi K, Chalmers J, Herrington W, Li Q, Mancia G, Marre M, et al. Associações entre o índice de massa corporal e o risco de eventos renais em pacientes com diabetes tipo 2. Nutr Diabetes [Internet] 2018 [Citado em 2024 de maio de 29]; 8:7. Disponível em: DOI 10.1038/s41387-017-0012.

84. Jitraknatee J, Ruengorn C, Nochaiwong S. Prevalência e factores de risco da doença renal crónica entre os doentes com diabetes de tipo 2 : um estudo transversal.
estudo seccional na prática da atenção primária. Sci Rep. 2020 Abr 10; 10(1):6205. doi: 10.1038/s41598-020-63443-4. PMID :32277150; PMCID: PMC7148316.
85. Polanco N, Rodriguez F. Results of an early detection program for diabetic nephroparia. Med Interna Mex [Internet]. 2019 [citado 2024my29]; 35(2): 198-207. Available pt: http://www.scielo.org.mx/scielo.php?script=sciarttext&pid=S0186-48662019000200198
86. Gheith O, Farouk N, Nampoory N, Halim MA, Al-Otaibi T. Doença renal diabética: world wide difference of prevalence and riskf actors. J Nephropharmacol [Internet] 2016 [citado 2024my29]; 5(1): p. 49-56. Disponível em: https://www.ncbi.nlm.nih.gov/pmc/articles/PMC5297507/pdf/npj-5-49.pdf
87. Radcliffe NJ, Seah J, Clarke M, MacIsaac RJ, Jerums G & Ekinci EI. Fatores clínicos preditivos na progressão da doença renal diabética. J Diabetes Investig [Internet] 2017 [cited 2024 my 29]; 8: p. 6-18. Disponível em: https://pubmed.ncbi.nlm.nih.gov/27181363/
88. Zuo PY, Chen XL, Liu YW, Zhang R, He XX, Liu CY. Razão não-HDL- HDL-colesterol para HDL-colesterol como um fator de risco independente para o desenvolvimento de doença renal crônica. Nutr Metab Cardiovasc Dis[Internet] 2015 [Citado em 2024 de maio de 29]; 25 (6): 582-7. Disponível em: https:ZZdoi.org/10.1016/j.numecd.2015.03.003.
89. Aleman G, Gomez I, Reques L, Rosado J, Polentinos E, Rodriguez R. Prevalência e risco de progressão da doença renal crónica em doentes diabéticos e hipertensos seguidos nos cuidados primários na Comunidade de Madrid. Nefrolog^a [Internet] 2017[cited 2024 my 29] ; 37 (3): 338-54. Disponível em: https://scielo.isciii.es/pdf/nefrologia/v37n3/0211 - 6995-nefrologia-37-03-00343.pdf.
90. Lopez-Simarro F. Prevenção da doença renal crónica em pessoas com diabetes mellitus. Diabetes Practica [Internet] 2023 [: 1(Suppl Extr 2):1- 50. https://doi.Org/10.52102/diabetpract.renal.art6
91. Tziomalos K, Athyros VG. Nefropatia diabética: novos factores de risco e melhorias no diagnóstico. Rev Diabetic Studies [Internet] 2015 [cited 2024my29]; 12(1-2). 67. Available In: https://pubmed.ncbi.nlm.nih.gov/26676664/
92. Kajiwara A, Kita A, Saruwatari J, Hiroko M, Kawata Y, Morita K, et al. Diferenças de sexo no declínio da função renal de pacientes com diabetes tipo 2. J Diabetes Res [Internet] 2016 [Citado em 2024 de maio de 29]:4626382. Disponível em: https:ZZdoi.org/10.1155/2016/4626382.
93. Wagner F, Eshetie S, Kibret GD, Zegeye A, Dessie G, Mulugeta H, et al. Diabetic nephropathy and hypertension in diabetes patients of sub-Saharancountries: a systematicreview and meta-analysis. BMC Res Notes [Internet]2018[cited 2024 my 29]; 11:565. Disponível em: https://doi.org/10.1186/s13104-018-3670-5

94. Garofalo C, Borrelli S, Minutolo R, Chiodini P, De Nicola L, Conte G. A systematicreviewandmeta-analysissuggestsobesitypredictsonsetofchronickidneydisease in the general population. Kidney Int.[Internet] 2017[cited 2024 my 29] ; 91 (5): 1224-35. Disponível em: https://doi: 10.1016/j.kint.2016.12.013. Epub 2017 Feb 7. PMID: 28187985.
95. DurrerSchutz D, Busetto L, Dicker D. Diretrizes Europeias Práticas e Centradas no Paciente para a Gestão da Obesidade em Adultos nos Cuidados Primários. ObesFacts. 2019; 12 (1): 40-66. Disponible em: https://doi.org/10.1159/000496183
96. Xia J, Wang L, Ma Z, Zhong L, Wang Y, Gao Y, et al. Cigarette smoking and chronickidneydisease in the general population: a systematicreview and meta-analysis of prospectivecohortstudies. Nephrol Dial Transplant. [Internet] 2017 Mar 1 [cited 2024 my 29];32(3):475-487. Disponível em: https://doi: 10.1093/ndt/gfw452.
97. Yuan HC, Yu QT, Bai H, Xu HZ, Gu P, Chen LY. Ingestão de álcool e risco de doença renal crónica: resultados de uma revisão sistemática e meta-análise de resposta à dose. Eur J ClinNutr [Internet] 2021 Nov [cited 2024 my 29]; 75(11):1555-1567. Disponível em: https://doi: 10.1038/s41430-021- 00873-x
98. Kruzel-Davila E, Wasser WG, Aviram S, Skorecki K. APOL1 nefropatia: frome gene tomechanisms of kidneyinjury. Nephrol Dial Transplant.[Internet] 2016 [cited 2023 my 29]; 31: p. 349. Disponível em: https://doi: 10.1093/ndt/gfu391. Epub 2015 Jan 5. PMID: 25561578.
99. Liao LN, Li TCh, Li Ch, LiuChS, Lin WY, LinChH, et al. Pontuação de risco genético para a previsão de risco de nefropatia diabética em pacientes com diabetes do tipo 2 da China Han. Scientific Reports [Internet] 2019 [cited 2024 my 29]; 9:19897. Disponível em: https://doi: 10.1038/s41598-019-56400-3. PMID: 31882689; PMCID: PMC6934611.
100. HungChCH, Lin HYS, Hwang DY, KuolCh, Chiu YW, Lim LM, et al. A retinopatia diabética e os parâmetros clínicos que favorecem a presença de nefropatia diabética podem prever o resultado renal em pacientes com doença renal diabética. Sci Rep. 2017 Apr 21;7(1):1236. Disponível em: https://doi: 10.1038/s41598-017-01204-6. PMID: 28432319; PMCID: PMC5430840
101. Liang S, Zhang XG, Cai GY, Zhu HY, Zhou JH, Wu J, et al. Identificação de parâmetros para distinguir doenças renais não diabéticas de nefropatia diabética em pacientes com diabetes mellitus tipo 2: uma meta-análise. PLoS ONE [Internet] 2013 [cited 2024 my 29]; 8(5): e64184. Disponível em: https://doi: 10.1371/journal. pone.0064184.
102. Landrove-Rodriguez O, Morejon-Giraldoni A, Venero-Fernandez S, Suarez-Medina R, Almaguer-Lopez M, Pallarols-Marino E, et al. Doenças não transmissíveis: fatores de risco e ações para sua prevenção e controle em Cuba. Rev Panam Salud Publica [Internet] 2018 Abr [cited 2024 my 29] 24; 42:e23. Disponível em: https://doi: 10.26633/RPSP.2018.23. PMID: 31093052; PMCID: PMC6386105.
103. Herrera Valdes R, Almaguer Lopez M, Chipi Cabrera JA, Perez-Oliva D^az JF, Landrove Rodriguez O, Marmol Sonora A. Prevalência e incidência de doença renal crônica em Cuba. Clin Nephrol. 2020

Suplemento-Jan; 93(1):68-71. https://doi:10.5414/CNP92S111.PMID: 31549629.

104. Mazzucco G, Bertani T, Fortunato M et al. Differentpatterns of renal damage in type 2 diabetes mellitus: a multicentricstudyon 393 biopsies. Am J Kidney Dis. 2002Apr ;39(4):713-20 Disponível em : https://doi.org/10.1053/ajkd.2002.31988

105. Garces S, Dayly Y. Intervenção educativa de enfermagem para melhorar o conhecimento sobre a adesão ao tratamento em pacientes com doença renal crónica no Hospital Daniel Alcides Carrion [tese de pós-graduação]. [Lima, Peru]: Universidad Cesar Vallejo; 2019. [cited 2024 my 29]. Disponível em: https://repositorio.ucv.edu.pe/handle/20.500.12692/39945

106. Burgos-Jimenez E, Melendez-Balderrama MA, Meza-Coronado E, Agramon-Cota KG, Pereyra-Hernandez MC, Martmez-MenchacaNL . Impacto de uma intervenção destinada a aumentar os conhecimentos sobre a doença renal no início atempado da terapêutica de substituição renal. Rev Soc Esp Enferm Nefrol [Internet]. 2011 [cited 2024 my 24];4(4):[approx. 6 ecrãs]. em: https://scielo.isciii.es/pdf/nefro/v14n4/05 original4.pdf

107. Robalino-Rivadeneira ME, Urdaneta-Carruyo GM, Chilquina-Cabay RJ, Paca-Pilco EA, Chimbo-Bayas WG, Rea-Manobanda MA. Nível de conhecimento sobre a doença renal crónica em pacientes, familiares e pessoal de enfermagem. Rev Cubana Reumatol [Internet]. 2021 [cited 2024 my 24];23(3):[approx. 14 screens]. Disponível em: http://scielo.sld.cu/pdf/rcur/v23n3/1817-5996-rcur-23-03- e233.pdf

108. Valverde-Chocho LE, Zari-Alvarez MA. Conhecimentos, atitudes e práticas de autocuidado de pacientes submetidos à terapia renal substitutiva no centro DialiLife, Cuenca 2016 [tese]. [Cuenca- Equador]: Universidad de Cuenca; 2016[citado 2024 mi 29]. Disponível em: http://dspace.ucuenca.edu.ec/handle/123456789/25647

109. Gongora-Gomez O, Riveron-Carralero W, Saavedra-Munoz L, Bauta-Milord R, Gomez-Vazquez Y. Intervenção educativa sobre insuficiência renal crónica em pacientes com diabetes mellitus tipo 2. Univ Med Pinarena [Internet]. 2019 [cited 2024 my 29]; 15(2):[aprox. 9 p.]. Disponível em: https://revgaleno.sld.cu/index.php/ump/article/view/339/pdf

110. Huaman-Carhuas L, Gutierrez-Crespo HF. Impacto da intervenção de enfermagem no autocuidado em pacientes com doença renal crónica avançada. Enferm Nefrol [Internet]. 2021 mzo[cited 2024 my 29]];24(1):[aprox. 9p .]. Disponível em: http://scielo.isciii.es/scielo.php?script=sci arttext&pid=S2254-28842021000100007&lng=es

111. Vera-Brand J, Aroca-Martmez G, Fonseca-Angulo R, Rodriguez-Vera D. Nível de conhecimento dos pacientes com DRC sobre a sua doença em Barranquilla, Colômbia. Rev Latinoam Hipertens [Internet]. 2019 [cited 2024 my 29]; 14(2):[aprox. 7 p.]. Disponível em: https://www.redalyc.org/journal/1702/170263775002/html/

112. Lopez-Cata FJ, Matos-Santisteban M, Inclan-Rodriguez D, Escobar-Paz 1, Valdes-Miranda V. Intervenção educativa em adultos maiores sobre a doença

renal crónica. Univ Med Pinarena [Internet]. 2020 [cited 2024 my29];
17(1):[aprox. 10p .]. Disponível em: Univ Med Pinarena [Internet] .
em:
https://revgaleno.sld.cu/index.php/ump/article/view/488/pd

113. Duzalan OB, Pakyuz SC. Intervenções educativas para a gestão da dieta e dos fluidos em doentes em hemodiálise. Um estudo de intervenção. J Pak Med Assoc[Internet] 2018 Abr[cited 2024 my 29];68(4):532-537. Disponível em: https://pubmed.ncbi.nlm.nih.gov/29808040/PMID: 29808040.

114. Dos Santos KK, Lucas TC, Gloria JCR, do Carmo-Pereira A, Junior GDCR, Lara MO. Perfil epidemiológico de pacientes renais crônicos em tratamento. Revista de Enfermagem UFPE / Revista de Enfermagem UFPE.
[Internet] 2018 [cited 2024 my 29]; 12(9). Disponível em:
https://doi.Org/10.5205/1981 -8963-v12i9a234508p2293-2300-2018

115. Sanchez-Gonzalez JC, Martmez-Marthez C, Bethencourt-Fernandez D, Pablos-Lopez M. Valoracion de los conocimientos que tienen los pacientes en hemodialisis acerca de su tratamiento. Enferm Nefrol [Internet]. 2015Março [citado 2024 mi 29]; 18(1): 23-30. Disponível em:
http://scielo.isciii.es/scielo.php?script=sci arttext&pid=S2254-28842015000100004&lng=es https://dx.doi.org/10.4321/S2254-28842015000100004.

Anexos

Anexo 1: Consentimento informado

I: certifico que

Fui informado sobre:

Que se trata de uma investigação destinada a melhorar o nível de informação dos doentes diabéticos de tipo 2 para prevenir a doença renal crónica. Que a minha participação será segura para mim.

Que a investigação é benéfica para mim e me ajudará a concretizar a visão do futuro para a prevenção da doença renal crónica.

Que posso retirar-me quando quiser sem que isso determine qualquer tipo de represália contra mim.

Que tenho de responder a perguntas sobre questões pessoais e actividades planeadas e que me é assegurada total confidencialidade.

De acordo com o acima exposto, confirmo a minha disponibilidade para participar na investigação:

Participante Investigador

Anexo 2. Formulário de dados para a análise das histórias clínicas individuais e dos ficheiros familiares.

1. Idade.
2. Género. Feminino Feminino
3. Escolaridade.
   Primário
   Secundário
   Pré-universitário

Técnico médio

   Universidade

4. Índice de massa corporal:
   Baixo peso. Menos de 18,5.
   Peso normal: (de 18,5-24,9)
   Excesso de peso (25,0-29,9)
   Obesidade (maior ou igual a 30)
5. Tempo de evolução da DM desde o diagnóstico.

5 anos de idade ou menos.

De 6 a 10 anos

Mais de 10 anos.

6. Factores de risco para a DRC.
   Hipertensão arterial
   Dislipidemia

CardiopaUa isquémica

   Obesidade

Fumar

   Consumo de bebidas alcoólicas
   Consumo de medicamentos nefrotóxicos
   História familiar de doença renal
   Outros

Anexo 3: Observação da albuminúria como marcador precoce de lesão renal.
Objetivo: Identificar se existe albuminúria nos doentes com DM tipo 2 que participam no estudo.
Meios de observação: gua de observation.
Condições de observação observação direta dos resultados pelo investigador.
Assinalar com uma cruz (X) as caixas Negativo ou Positivo correspondentes à presença ou ausência de microalbuminúria em doentes diabéticos de tipo 2.

Marcador de danos renais	Resultados	
	Negativo (menos de 20 mg/l)	Positivo (entre 20-200 mg/)l
Albuminúria		

Anexo 4. Questionário de diagnóstico e avaliação.

1. Idade.
2. Sexo: F M
3. Considera que a diabetes mellitus (DM) pode ser uma causa de doença renal crónica (DRC)?
   Sim Não
4. Abaixo estão listados vários factores de risco ^Quais acha que podem causar DRC? Assinala com um (x) os que achas que estão corretos.

a Hipertensão arterial
b Dislipidemia
c Comer alimentos muito condimentados. alimentos picantes.
d Obesidade
e Prática de exercícios físicos exercícios
f Fumar
g Consumo de bebidas alcoólicas bebidas alcoólicas
h Beber muita água.
i História familiar de doença renal
j Outros ^Quais?

5. Considerando as principais manifestações clínicas da DRC, indique 4 sintomas de que tem conhecimento.
6. Que complicações podem ter os doentes que sofrem de DRC? Assinala com um (x) o que consideras correto.

a Hipertensão arterial
b Gastrite aguda
c Desnutrição
d Anemia
e Artrite
f Morte
g Acidose metabólica
h Pneumoma
i Doenças cardiovasculares
j Outros ^Quais?

7. Acha que as suas acções podem prevenir a DRC?
   Sim Não
8. Refira 4 medidas que pode tomar para prevenir a DRC

Anexo 5. Instruções para a avaliação do questionário do Anexo 4

O questionário é composto por 8 perguntas, das quais as perguntas 1 e 2 não serão pontuadas, uma vez que não medem o conhecimento do assunto na amostra a estudar. As questões 3 e 7 valem 10 pontos e as restantes questões valem 20 pontos, num total de 100 pontos, e serão avaliadas da seguinte forma: Questão 3: Costa de duas respostas possíveis. Se responder **Sim**, ganha 10 pontos. Se responder **Não,** não obtém pontos.

Questão 4: Há 10 itens, cada um valendo 2 pontos. Itens corretos: a, b, d, e, f, g, h, i. No caso do item j, a correção da resposta é avaliada.

Pergunta 5: Cada resposta vale 5 pontos.

Pergunta 6: Há 10 itens, cada um valendo 2 pontos. Itens corretos: a, c, d, f, g, i. No caso do item j, a correção da resposta é avaliada.

Questão 7: Costa de duas respostas possíveis. Se responder **Sim**, ganha 10 pontos. Se responder **Não,** não ganha pontos.

Pergunta 8: São pedidas 4 medidas. Cada uma delas valerá 5 pontos.

Anexo 6. Guia do grupo de discussão:

Está a ser realizada uma tese sobre um programa educativo de prevenção da DRC em pacientes diabéticos tipo 2 nos consultórios do 47º e 48º médico de família da policlínica XX Aniversario, município de Santa Clara, província de Villa Clara. Será de grande valor conhecer os vossos critérios em relação aos temas apresentados na continuação. A sua colaboração é necessária para obter informação sobre os seguintes aspectos relacionados com o tema:

> Identificação das necessidades relacionadas com o nível de informação para prevenir a DRC em doentes diabéticos de tipo 2.

> Promoção da saúde na E.

> Impacto do nível de informação sobre a DRC na prevenção da DRC em doentes diabéticos de tipo 2.

Localização:

Tempo:

Duração máxima de 60 minutos.

Tema central: O nível de informação para prevenir a doença renal crónica (DRC) em doentes diabéticos de tipo 2.

Objetivo: Recolher critérios de vários especialistas no grupo de discussão sobre os tópicos de interesse para a investigação, de modo a criar um produto compreensível, com conteúdo adequado ao nível da informação para prevenir a DRC em doentes diabéticos de tipo 2.

Perguntas:

> Para que os doentes diabéticos de tipo 2 em estudo disponham de uma base sólida de informação sobre como prevenir a DRC, que aspectos considera que não devem faltar na prevenção desta doença?

> Quais poderão ser as razões pelas quais os doentes diabéticos do tipo 2 têm pouca informação sobre a DRC e não sabem como aplicar essa informação para a prevenção da DRC?

> O que sugeriria para melhorar o nível de informação sobre a DRC nos doentes diabéticos de tipo 2?

> Quais são, na sua opinião, as principais questões que os doentes diabéticos de tipo 2 devem saber sobre a DRC?

> Como é que acha que é mais viável fornecer-lhes esta informação?

> Refira os principais conteúdos que considera que devem ser leccionados num programa educativo, tendo em conta o grupo-alvo de doentes.

Anexo 7. Guia para o Grupo Nominal:

Tema: Relacionado com o desenho de um programa educativo para a prevenção da doença renal crónica (DRC) em pacientes diabéticos tipo 2 nos 47º e 48º consultórios médicos familiares da policlínica XX Aniversario, município de Santa Clara, província de Villa Clara.

Objetivo: Desenvolver o desenho de um programa educativo relacionado com acções oportunas ao nível da informação para a prevenção da doença renal crónica (DRC) em pacientes diabéticos tipo 2 nos 47º e 48º consultórios médicos de família da policlínica XX Aniversario, município de Santa Clara, província de Villa Clara.

Localização:

Tempo:

Com uma duração máxima de 60 minutos.

O tópico a ser discutido é levantado. Começar com perguntas abertas.

Refira as principais dificuldades que considera existirem relativamente a esta questão na amostra em estudo. Exprima a sua opinião sobre esta questão.

Perguntas:

> Que acções seriam necessárias para modificar as necessidades identificadas?

> Quais seriam os temas das actividades?

> ^Sabe como aumentar o nível de informação para prevenir a doença renal crónica (DRC) em doentes diabéticos de tipo 2.

> Que técnicas propõe para realizar as acções propostas?

> Um programa educativo poderia ajudar a resolver os problemas encontrados?

> Existem condições para a conceção e posterior implementação de um programa educativo nesta amostra?

> Que caraterísticas deve ter o programa educativo para este grupo, de acordo com as suas necessidades?

> Assinale quantas opções considera que podemos contribuir para melhorar a informação sobre o tema nos doentes diabéticos de tipo 2 em estudo?

No escritório.

No terreno (casa)

Através de atividades educativas planejadas e coordenadas com a Equipe Básica de Saúde, disponibilizando informações atualizadas sobre o tema com imagens e explicações para que os pacientes tenham acesso.

> Indique a opção através da qual considera mais eficaz a informação a fornecer aos doentes diabéticos de tipo 2 incluídos no estudo. Assinale até 4.

Vídeos.	Dramatizada.
Conversas.	Jogos.
Software educativo.	Documentos.

Rádio.	Conversa.
TV.	Cartazes e folhetos

Anexo 8. Critérios dos especialistas sobre o programa educativo concebido.

Para avaliar o programa educativo concebido, é aplicado o método de avaliação por critérios de especialistas, que se qualificam como tal, através de um processo de amostragem intencional de informadores-chave com experiência reconhecida como peritos na matéria e prestígio científico.

É efectuado um processo de informação para formar a amostra do seguinte modo

> Especialista de primeiro grau em Nefrologia com mais de 10 anos de experiência profissional, docente e professor assistente.

> Especialista de primeiro grau em Endocrinologia com mais de 10 anos de experiência profissional, conferencista e professora auxiliar.

> Especialista de primeiro grau em Medicina Interna com mais de 10 anos de experiência profissional, docente e professor auxiliar.

> Especialista de primeiro grau em Medicina Geral e Familiar, com mais de 10 anos de experiência profissional e pedagógica e professor auxiliar.

> Especialista de segundo grau em Medicina Geral e Familiar com mais de 30 anos de experiência profissional e de ensino.

> Um licenciado em psicologia com a categoria de professor instrutor.

> Licenciatura em Educação com experiência de ensino, com 25 anos de experiência de ensino

São consideradas categorias de avaliação:

> Aceite: Quando 86% a 100% dos especialistas consultados avaliaram os aspectos solicitados com 4 ou 5 e nenhum aspeto foi avaliado pelos especialistas com menos de 3.

> Aceite com recomendações: Quando entre 70% e 85% dos especialistas consultados avaliaram os aspectos solicitados com uma classificação de 4 ou 5 e nenhum aspeto foi avaliado com menos de 3.

> Não aceite: Quando os resultados não estão em conformidade com a definição anterior.

Para efetuar a avaliação, os especialistas terão de preencher o quadro com base nas indicações fornecidas e após a entrega do produto concebido.

É-lhes explicado que as categorias de avaliação devem ser dadas por ordem ascendente e especificado que, se for inferior a 5, é expresso abaixo do quadro o aspeto que os leva a tomar decisões.

Definições operacionais apresentadas na avaliação para cada aspeto:

Estrutura: Se está de acordo com as acções para aumentar o nível de conhecimento para prevenir a doença renal crónica (DRC) em doentes diabéticos de tipo 2.

Pertinência: se a forma como as acções são concebidas responde às dificuldades identificadas no diagnóstico.

Utilidade: Se o produto concebido responde a um problema identificado e não resolvido.

Viabilidade: se as acções podem ser implementadas na prática.

Valor científico: Se os resultados obtidos forem fruto de uma investigação científica, efectuada através de um processo de investigação rigoroso.

Não	Aspectos a avaliar	1	2	3	4	5
1	Estrutura					
2	Relevância					
3	Utilidade					
4	Viabilidade					
5	Valor científico					

Nota: As classificações variam entre 5 (excelente), 4 (bom), 3 (razoável) e 2 (razoável).
1(Mau)
Categoria de ensino
Nível académico
1. ^Como considera as acções do programa de intervenção educativa?
Adequado Não adequado.
São tidos em conta os seguintes aspectos:

- Objectivos propostos
- Seleção dos aspectos que aborda
- Formas de organização da informação.
- Sugestões de técnicas e procedimentos

2-6 Quais são os aspectos positivos e negativos que vê neste programa?
3-Sugestões e recomendações para enriquecer e melhorar esta metodologia.

DADOS GERAIS DO INQUIRIDO

Nome e apelido
Local de trabalho
Cargos ocupados
Anos de experiência na vida ativa
Anos de experiência como especialista
Anos de experiência em investigação
Grau científico obtido
Já fez investigação sobre este tema? S^ Não
Critérios a ter em conta na seleção da amostra:
> Professores com as principais categorias de ensino.
> Estar ligado às especialidades de Medicina Geral e Familiar, Endocrinologia, Nefrologia, Medicina Interna e Psicologia.
> Mestrado e/ou doutoramento em ciências.

ANEXO 9: PROGRAMA EDUCATIVO

Título: Proteger a minha saúde

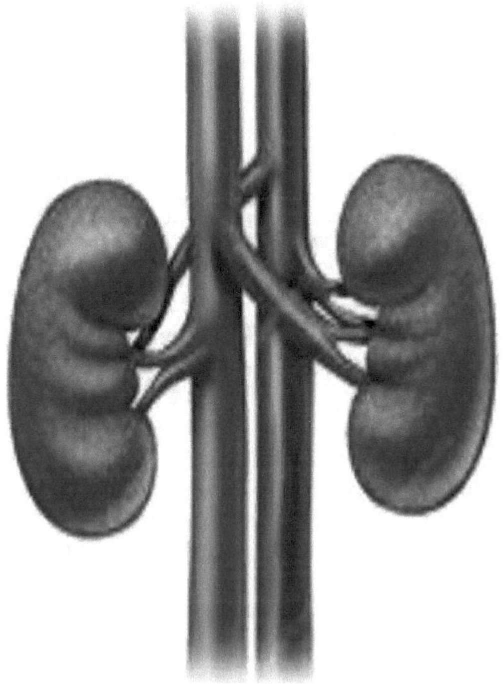

Título: Proteger a minha saúde

INTRODUÇÃO

A diabetes mellitus (DM) tipo 2 é uma doença crónica que representa um problema de saúde pública tanto nos países do primeiro mundo como nos países subdesenvolvidos; gera um elevado impacto social e económico que conduz a uma diminuição da qualidade de vida das pessoas que dela sofrem, bem como à perda de anos de vida produtiva e de esperança de vida potencial como consequência das suas complicações. [1]

A doença renal diabética (DRD) é uma complicação microvascular que afecta aproximadamente 35% dos doentes com diabetes mellitus tipo 2, progride frequentemente para doença renal crónica (DRC) com necessidade de diálise ou transplante renal e é uma das causas mais importantes de mortalidade em doentes com DM tipo 2. [2]

O reconhecimento precoce dos factores de risco para a progressão da DRC pode ser decisivo para reduzir a morbilidade e a mortalidade. Alguns deles não são modificáveis: história familiar, genética, género, idade ao diagnóstico e duração da DM. Outros são: controlo da glicemia, da pressão arterial, manutenção de um perfil lipídico saudável, evitar ou deixar de fumar, reduzir o consumo de álcool, praticar atividade física e seguir uma dieta equilibrada. Como medida preventiva da DRC, a

Associação Americana de Diabetes (ADA) recomenda um rastreio pelo menos anual da albuminúria. [3]

É fundamental ter em conta que as crenças sobre a saúde e a doença, bem como a perspetiva do doente sobre as mesmas, influenciam o cumprimento ou não cumprimento das recomendações comportamentais e de autocuidados. Está demonstrado que, educando o doente, se consegue um controlo adequado da DM, permitindo-lhe ter uma vida praticamente normal, tanto em termos de qualidade como de duração. [2,3]

JUSTIFICATIVA

Em resposta a este problema de saúde, Cuba tem um Programa Nacional de Diabetes com os seguintes objectivos

J Diminuir os efeitos da DM na população.

J Diminuir a morbilidade devida à DM.

J Diminuir a mortalidade prematura por DM.

J Reduzir a frequência e a gravidade das complicações agudas e crónicas da doença.

J Melhorar a qualidade de vida das pessoas com DM.

A DRC é uma complicação terrível nos doentes com DM. A sua deteção e tratamento contribuem para melhorar a saúde da população em geral.[4]

Tendo em conta o que precede, é urgente assumir um papel ativo na informação do público sobre a magnitude do problema da diabetes e da doença renal, incentivar a deteção e avaliação precoces destes doentes e tentar prevenir o que é essencialmente uma doença evitável. Nos últimos anos, a ciência demonstrou, sem margem para dúvidas, que a progressão da doença renal pode ser evitada ou abrandada. Da mesma forma, é possível prevenir o aparecimento da DM, bem como retardar e até parar a progressão da DKD, com um controlo adequado da glicemia e da pressão arterial. A deteção precoce da albuminúria nestes doentes permitiria intervir nas fases iniciais da DKD e, assim, prevenir ou retardar a progressão para a CKD.

A conceção do programa educativo tem como objetivo fornecer mensagens claras e científicas para que as abordagens tenham o efeito esperado. Além disso, pretende-se facilitar algumas técnicas participativas de acordo com os diferentes temas de trabalho para conseguir modos de ação individuais que promovam o controlo dos factores que podem ser modificados para conseguir uma vida saudável.

OBJECTIVOS

Objetivo geral

Sensibilizar os doentes com DM tipo 2 para a prevenção da DRC).

Objectivos específicos

1. Conhecer os factos gerais sobre a DM e a DRC.
2. Determinar os factores de risco que podem causar a DRC em crianças e adolescentes.

doentes diabéticos.

3. Descrever as principais manifestações clínicas e complicações.

que são apresentados no CEI.

4. Explicar as medidas de prevenção da DRC.

Âmbito de aplicação: doentes com DM tipo 2.

POPULAÇÃO-ALVO: Pacientes com DM tipo 2.

ORGANIZAÇÃO DO PROGRAMA

O programa desenvolve-se em duas fases, uma fase intensiva e uma fase de reforço. Destina-se a 60 pacientes com DM tipo 2 dos consultórios do 47º e 48º médicos de família da policlínica XX Aniversario, selecionados para participar na investigação, e é realizado na escola primária 28 de Enero. Tendo em conta as principais dificuldades diagnosticadas, o objetivo é ampliar e reforçar o nível de informação dos pacientes diabéticos para a prevenção da DRC.

A fase intensiva tem uma duração de três meses, de junho a agosto de 2023, são desenvolvidas cinco actividades com uma frequência quinzenal de uma hora cada, desenvolvidas como um espaço de reflexão em grupo.

A etapa de reforço é realizada durante três meses consecutivos, de setembro a novembro de 2023, com a duração de uma hora, com a participação dos pacientes diabéticos tipo 2 incluídos no estudo, e é realizada na escola primária 28 de Enero. Na última sessão, a avaliação é efectuada (novembro de 2023) através da aplicação do questionário de avaliação (Anexo 4).

I. DISTRIBUIÇÃO DOS TEMAS

Fase intensiva			
Tópicos	**Primeira sessão**	**Segunda sessão**	**Total**
Sessão 1 "Conhecer a minha doença". Tema 1: Introdução ao programa educativo "Proteger a minha saúde". Informações gerais sobre a DM.	30 minutos	30 minutos	1 hora
Sessão 2 "Como é que posso ficar doente? "Tema 2: DRC. Aspectos gerais. Fatores de risco que podem causar DRC em pacientes com DM tipo 2.	30 minutos	30 minutos	1 hora
Sessão 3 "O que é que eu sinto? "Tópico 3: Principais manifestações clínicas que ocorrem na DRC.	30 minutos	30 minutos	1 hora
Sessão 4 "Reconhecer o perigo".	30 minutos	30 minutos	1 hora
Tema 4: Complicações que ocorrem na DRC.			
Sessão 5 "Estou a preparar-me para	30 minutos	30 minutos	1 hora

melhorar a minha saúde" Tema 5: Medidas de prevenção da DRC			
Fase de reforço			
Primeiro mês: Informações gerais sobre DM e DRC. Factores de risco que podem causar DRC em doentes com DM. Principais manifestações clínicas que ocorrem na DRC. **Segundo mês**: Complicações que ocorrem na DRC. Medidas de prevenção. **Terceiro mês**: É efectuada a avaliação dos doentes diabéticos que participam no estudo,	30 minutos 30 minutos 30 minutos	30 minutos 30 minutos 30 minutos	1 hora 1 hora 1 hora

II. ORIENTAÇÕES METODOLÓGICAS

Para conseguir uma aprendizagem significativa dos conteúdos e objectivos acima referidos, é desenvolvido um programa educativo com várias sessões de grupo. São utilizadas diferentes técnicas pedagógicas activas, tais como técnicas expositivas acompanhadas de debate. A avaliação do programa educativo é realizada na perspetiva de saber se os objectivos propostos foram atingidos e para determinar se o programa educativo foi bem sucedido. A avaliação é efectuada durante todo o processo de intervenção, antes, durante e no final.

Antes da implementação do programa educativo, é aplicado um questionário de diagnóstico destinado a obter um diagnóstico individual das necessidades de aprendizagem.

Durante a aplicação do programa educativo, a avaliação do processo é participativa como sujeito ativo, através de procedimentos de autoavaliação em cada sessão e, no final da atividade educativa, é aplicado o questionário de avaliação para aferir o nível de informação obtido.

As acções educativas baseiam-se em cinco eixos temáticos principais abordados em duas fases, uma fase intensiva com 5 sessões e uma fase de reforço com 3 sessões. As actividades terão uma duração de uma hora cada e uma frequência quinzenal. O local escolhido é a escola primária 28 de Enero, que se situa no raio de ação dos gabinetes médicos de família envolvidos no estudo, facilitando assim o acesso e a participação dos idosos participantes.

Sessão 1: "Conhecer a minha doença".

Tema 1: Introdução ao programa educativo: "Proteger a minha saúde". Informações gerais sobre a DM.

Objectivos

Criar um estado de espírito favorável e motivar o grupo para criar uma atmosfera

adequada que desperte o interesse pelo tema a debater.
Definir a metodologia a seguir.
Estabelecer normas e regras gerais do grupo.
Conhecer os factos gerais sobre a diabetes mellitus.
Os objectivos são cumpridos para formar o grupo, para o qual os membros são apresentados, criando um clima de interação-participação através das técnicas a utilizar.
Conteúdo:
Apresentação da atividade educativa a desenvolver.
DM. Conceito. Sintomas. Complicações. Controlo da doença. Procedimentos:
Duração: 1 hora.
Forma de organização: Workshop.
Técnica participativa: Apresentação em pares.
Meios de comunicação: Computador, quadro negro, quadro de marcadores e flipcharts.
Desenvolvimento da atividade:
A atividade a realizar é discutida com os doentes diabéticos, os aspectos relacionados com a investigação são discutidos, tendo em conta os objectivos, as etapas, os temas a desenvolver, a duração.
Os participantes são apresentados uns aos outros e são criadas relações afectivas entre eles.
A abertura começa com a técnica de apresentação em pares.
Em seguida, são mostradas imagens aos participantes e são-lhes colocadas algumas questões sobre o tema. De seguida, o tema é explicado.
São realizadas técnicas de reflexão em grupo e um debate coletivo sobre o que foi aprendido na atividade e a sua utilidade.
O encerramento da atividade é feito por cada participante que declara se "me ajudo ou não" na minha vida futura.
Avaliação: será utilizada a técnica P.N.I. (Positivo, Negativo e Interessante).

Sessão 2: "Como é que posso ficar doente? "

Tópico 2: Fatores de risco que podem causar DRC em pacientes com DM tipo 2.
Objectivos
Saber o que é a DRC e a sua relação com a DM.
Explicar os factores de risco que podem causar DRC em doentes com DM tipo 2.
Conteúdo
ERC. Conceito. Visão geral da doença.
Factores de risco não modificáveis que podem causar DRC em doentes diabéticos.
Factores de risco modificáveis que podem causar DRC em doentes diabéticos.
Procedimento:
Duração: 1 hora.
Forma de organização: Workshop.
Técnica participativa: "Brainstorming".
Meios: Computador, quadro branco, quadro com marcadores e flip charts.
Desenvolvimento da atividade:
É efectuada uma reunião de balanço para os participantes discutirem o que aconteceu na reunião anterior.

Em seguida, são dadas orientações sobre a atividade a realizar.
No primeiro passo, é mantida uma conversa agradável sobre os factores de risco da DRC e são explorados os conhecimentos sobre o assunto.
Utilizando a técnica de brainstorming, os doentes diabéticos apresentam os seus pontos de vista sobre a causa do aparecimento da DRC, definem os riscos e salientam a importância de os conhecer para a saúde em geral.
Em seguida, os participantes são divididos em dois grupos, sendo-lhes distribuídos flip charts e pastas, que contêm imagens de diferentes tipos de situações para que os participantes as classifiquem como de risco ou não.
No final desta secção, os factores de risco para a DRC em doentes diabéticos são classificados em factores de risco modificáveis e não modificáveis.
É utilizada uma técnica de grupo em que é apresentada a influência deste aspeto em cada um dos participantes e o grupo conclui com uma síntese actualizada do problema.
A atividade termina com a dinâmica "Vou fazer uma viagem". Trata-se de imaginar que vamos fazer uma viagem e dizer algo que gostaríamos de levar connosco ou algo que gostaríamos de dar ao nosso parceiro. Todos os participantes têm de se sentar num círculo. O primeiro participante começa por dizer "Vou de viagem e levo um sorriso comigo" e tem de sorrir para a pessoa à sua direita. Depois, essa pessoa tem de dizer "Vou de viagem e levo um sorriso e um abraço" e dá um abraço e um sorriso à pessoa à sua direita. Cada pessoa tem de repetir o que foi dito e depois acrescentar Avaliação:
O PNI (Positivo, Negativo, Interessante) é aplicado para conhecer a opinião do grupo sobre as acções realizadas.
Sessão 3: "O que é que eu posso sentir?
Tópico 3: Principais manifestações clínicas que ocorrem na DRC. Objetivo
Identificar as principais manifestações clínicas que ocorrem na DRC.
Conteúdo
DRC. Principais manifestações clínicas. Procedimentos:
Duração: 1 hora.
Forma de organização: Workshop.
Técnica participativa: "Medos e esperanças".
Meios: Computador, quadro negro, quadro de marcadores e flipcharts
Desenvolvimento da atividade:
A técnica "medos e esperanças" é utilizada para estabelecer uma relação de conversação entre o profissional e os idosos para discutir as principais manifestações clínicas que podem ocorrer em pacientes com DRC. Posteriormente, as dúvidas que possam ter sobre o assunto são recolhidas no quadro e é realizado um debate para reforçar o seu nível de informação.
Todos os participantes estão sentados em círculo, da esquerda para a direita, cada um diz uma palavra ou frase simpática ao outro, depois, da direita para a esquerda, aquele que deu o afeto recebe-o e, em seguida, este é expresso em voz alta para todos ouvirem.
Avaliação: a técnica P.N.I. (Positivo, Negativo e Interessante) é utilizada para obter os critérios de cada participante.
Sessão 4: "Reconhecer o perigo".

Tópico 4: Complicações que ocorrem na DRC.
Objetivo
Explicar as complicações que podem ocorrer após a ocorrência da DRC.
Conteúdo
DRC. Complicações graves.
Procedimento
Duração: 1 hora.
Forma de organização: Workshop.
Técnica participativa: "Concordar - discordar".
Meios: Computador, quadro branco, quadro de marcadores e flipcharts
Desenvolvimento da atividade
A informação sobre o tema é apresentada pelo especialista.
A técnica: "Concordar - discordar" é utilizada para mostrar aos doentes diabéticos que participam no estudo as complicações que podem ocorrer no caso de desenvolverem DRC. Exemplos de situações fictícias que reflectem estas condições são utilizados para reflexão e discussão.
São realizadas técnicas de reflexão em grupo e um debate coletivo sobre o que foi aprendido na atividade.
A atividade é concluída com a técnica afectiva "Frases estimulantes", que visa estimular a autoconfiança relacionada com a prevenção das complicações que surgem na DRC e promover um estado emocional satisfatório no grupo. É feita uma tira de papel para cada membro do grupo e é escrita uma frase em cada uma delas. Estas são colocadas numa pequena caixa e escolhidas ao acaso. Cada participante lê as suas frases com ênfase.
Avaliação: a técnica P.N.I. (Positivo, Negativo e Interessante) é utilizada para obter os critérios de cada participante.
Sessão 5: "Estou a preparar-me para melhorar a minha saúde".
Tópico 5: Medidas de prevenção da DRC.
Objetivo
Definir medidas preventivas para a ocorrência de DRC. Conteúdo
DRC. Principais medidas para prevenir a sua ocorrência. Procedimento
Duração: 1 hora.
Forma de organização: Workshop.
Técnica participativa: "Debate rotativo".
Meios: Computador, quadro branco, quadro de marcadores e flipcharts
Desenvolvimento da atividade
O autor faz um comentário sobre o que foi abordado na sessão anterior e sobre os conhecimentos adquiridos até esta sessão, e são discutidas quaisquer dúvidas que possam surgir sobre o assunto. Para continuar a atividade, aplica-se a técnica do "debate rotativo" com o objetivo de analisar um problema sob vários ângulos. Posteriormente, são explicadas, de forma clara e simples, todas as medidas preventivas possíveis na ocorrência da doença renal crónica, utilizando o quadro.
A atividade é encerrada com a técnica: "Uma orquestra sem instrumentos". Explicar ao grupo que eles "fazem parte de uma orquestra", mas que a orquestra não tem instrumentos. A orquestra não poderá dizer palavras, mas utilizará apenas sons que podem ser feitos com o corpo humano, como bater palmas, cantarolar, assobiar, etc.

De seguida, cada participante deve escolher um som e pedir-lhes-á que toquem uma canção que seja familiar ao grupo.
Avaliação: Será utilizada a técnica P.N.I. (Positivo, Negativo e Interessante).

Fase de reforço

Tema: "O que aprender^ sobre o CEI".
Duração: Uma reunião mensal durante três meses.
Objetivo:
Avaliar o nível de informação sobre a DRC adquirido pelos doentes diabéticos que participam no programa educativo.
Conteúdo:
Mês 1: Informações gerais sobre DM e DRC. Factores de risco que podem causar DRC em doentes diabéticos. Principais manifestações clínicas que ocorrem na DRC.
Segundo mês: Complicações que ocorrem na DRC.
Medidas de prevenção.
Terceiro mês: É efectuada a avaliação dos doentes diabéticos que participam no estudo.
Procedimento para o primeiro e segundo mês.
Duração: 1 hora.
Forma de organização: Workshop.
Meios de comunicação: Diapositivos, vídeos, computador, folhas, canetas.
Desenvolvimento das actividades do primeiro e do segundo mês:
Comece com a orientação da atividade e, em seguida, sentados em círculo, os participantes explicam as suas actividades favoritas e as razões das suas preferências.
O investigador procede a uma troca de ideias sobre cada tema, conforme apropriado, os participantes contribuem com os seus critérios, as ideias são clarificadas, são realizadas actividades práticas sobre os temas actuais e são tiradas conclusões.
No final das intervenções, é dado um feedback e são organizadas as acções a realizar pelos participantes em cada reunião.

Terceiro mês: Encerramento e avaliação final:

Objetivo.
Verificar se os doentes diabéticos foram capazes de se adaptar às mensagens educativas transmitidas.
Avaliar as modificações no nível de conhecimentos a nível individual e de grupo após a aplicação das acções educativas.
Conteúdo.
Reafirmação dos conteúdos teóricos e das competências adquiridas.
Procedimentos.
Tempo: 1 hora
Forma de organização: Workshop integrador
Meios: Computador, quadro branco, quadro com marcadores e flip charts.
Desenvolvimento da atividade
A atividade inicia-se com a dinâmica do "biscoito da sorte", seguida de uma atividade de troca e discussão com os doentes diabéticos, na qual se conversa e dialoga sobre a forma como os participantes conseguiram lidar com os temas

leccionados. É realizado um workshop integrador para sintetizar os aspectos mais significativos encontrados durante a aplicação das acções educativas, procurando obter feedback sobre os aspectos positivos e negativos.

Uma vez terminada a execução das acções educativas, é aplicado um questionário de avaliação aos idosos com as mesmas perguntas que foram feitas no questionário inicial, o que permite verificar o que foi aprendido e, finalmente, comparar com os resultados obtidos no diagnóstico inicial.

Os participantes são encorajados a pensar numa palavra que descreva o que aprenderam durante a sua participação nas acções educativas. São-lhes dados alguns minutos para o fazerem. Cada participante diz essa palavra sem refletir sobre ela.

Os pacientes com maior participação durante o desenvolvimento das acções educativas são reconhecidos.

Termina com um chá de despedida.

DESCRIÇÃO DAS TÉCNICAS PARTICIPANTES

Técnica: Apresentação em pares.

Objetivo

Fazer as apresentações do professor e dos participantes no programa.

Desenvolvimento

O facilitador dá a indicação de que nos vamos apresentar em pares e que devem trocar certas informações que interessam a todos, por exemplo, nome, interesse no curso, expectativas, informações sobre o seu trabalho, de onde vêm e algumas informações pessoais. Cada pessoa encontra um parceiro que não conhece e conversam durante cinco minutos. Depois, em assembleia, cada participante apresenta o seu parceiro. A duração desta dinâmica depende do número de participantes. Normalmente, cada participante dispõe de um máximo de três minutos por par.

a apresentação em plenário

Técnica: "Brainstorming

Objetivo:

Peça a todo o grupo que contribua com ideias ou pensamentos sobre as informações de que dispõem sobre o tema.

Desenvolvimento

O facilitador inicia a atividade colocando ao grupo uma questão aberta relacionada com o tópico desenvolvido durante a sessão. De seguida, os participantes são convidados a contribuir com as suas ideias sobre a questão colocada. Uma vez esgotada a produção de ideias, estas são ordenadas e organizadas de modo a criar um sistema de inter-relações que permita explicar o problema ou o tema que constitui o objeto do estudo.

Dinâmica "Vou fazer uma viagem".

Trata-se de imaginar que vamos fazer uma viagem e dizer algo nosso que gostaríamos de levar connosco ou algo que gostaríamos de oferecer ao nosso parceiro.

Objetivo

Favorecer a afirmação e a coesão do grupo.

Desenvolvimento

Todos os participantes devem sentar-se em círculo. Depois diz-se: "Vou viajar e levo um sorriso comigo" e sorri-se para a pessoa à direita. Depois, essa pessoa tem de dizer "Vou de viagem e levo um sorriso e um abraço" e dá um abraço e um sorriso à pessoa à sua direita. Cada pessoa tem de repetir o que foi dito e depois acrescentar uma nova ação à lista. Continuar desta forma^ até todos terem participado.

Técnica: "Fears and Hopes".

Objetivo:

Sensibilizar o grupo para as suas motivações, desejos e esperanças, ansiedades e medos.

Desenvolvimento

Consiste em cada um dos doentes declarar os seus receios e esperanças em relação ao tema discutido, seguido de um resumo do que consideram ser os principais factores discutidos.

Técnica "Dar e receber afeto.

Objetivo:

Vivenciar os problemas relacionados com o dar e receber afeto.

É uma técnica que permite reconhecer as acções que prejudicam ou beneficiam os outros e a sensação de ajudar alguém. Permite-lhe ser capaz de pedir, receber e oferecer ajuda, e explicar as emoções que surgem quando apoia e é apoiado. Uma atividade que promove a integração entre os membros da equipa e cria confiança entre eles.

Desenvolvimento

Todos os participantes sentados em círculo, da esquerda para a direita, diziam uns aos outros uma palavra ou frase simpática e, depois, da direita para a esquerda, quem agradecia recebia o agradecimento e este era expresso em voz alta para todos ouvirem.

Técnica: "Concordar - discordar".

Objetivo:

Definir posições individuais e de equipa em relação a uma série de afirmações determinadas pelo coordenador.

Desenvolvimento

O coordenador apresenta ao grupo uma série de afirmações e pede-lhes que, em silêncio e individualmente, indiquem se concordam ou discordam de cada uma delas, divide o grupo em pequenas equipas e dá-lhes as seguintes instruções: "A tarefa de cada equipa é decidir, por consenso, se concordam ou discordam de cada uma destas afirmações. Não devem decidir por maioria de votos, mas através da discussão e da fundamentação das opiniões.

Técnica: Frases estimulantes

Objetivo:

Estimular a auto-confiança.

Desenvolvimento

Faça uma tira de papel para cada membro do grupo e escreva uma frase em cada uma delas. As frases são colocadas numa pequena caixa e escolhidas ao acaso. Cada participante lê as suas frases com ênfase.

Dinâmica Debates rotativos

Objectivos

Explorar os diferentes argumentos que podem ser construídos a partir de diferentes perspectivas.
Incentivar o debate como uma boa prática social.
Repensar e refletir sobre as ideias
Desenvolvimento
A dinâmica dos Debates Rotativos é uma atividade que utiliza uma variedade de cenários para incentivar o pensamento crítico. Mais importante ainda, a capacidade de examinar um problema de vários ângulos.
O coordenador do exercício deve formar duas equipas para discutir e apresentar-lhes uma questão problemática. A questão pode ser ampla e abrangente, como as alterações climáticas, ou limitada e interpessoal, como um conflito sobre a utilização de recursos num escritório.
A cada equipa deve ser atribuído um lado do conflito, que deverá ser discutido durante 2 a 3 minutos, com o facilitador a ordenar a discussão. Depois de cada lado ter apresentado o seu ponto de vista, troque de lado e peça a cada equipa que argumente o contraponto.

Técnica : "Uma orquestra sem instrumentos.

Objetivo
Promover a desinibição e criar um ambiente de grupo descontraído.
Contribuir para a interação do grupo
Desenvolvimento
Deve explicar ao grupo que eles "fazem parte de uma orquestra", mas que a orquestra não tem instrumentos. A orquestra não poderá dizer palavras, mas utilizará apenas sons que podem ser feitos com o corpo humano, como bater palmas, cantarolar, assobiar, etc. De seguida, cada participante deve escolher um som e ser-lhe-á pedido que toque uma canção que seja familiar ao grupo.

Técnica: "PNI" (positivo, negativo, interessante)

Permita que os participantes dêem as suas opiniões sobre os aspectos positivos, negativos e interessantes das actividades realizadas. Pode ser feito oralmente, mas é aconselhável que os participantes escrevam as suas opiniões em folhas de papel e depois analisem-nas em grupo e escrevam um relatório.

Dinâmica do bolinho da sorte

Objectivos
Facilitar a despedida entre os membros de um espaço comum.
Promover a expressão de desejos mútuos.
Deixar um espaço, deixando palavras de incentivo
Desenvolvimento
Os biscoitos da sorte são pequenos biscoitos que contêm um papel com uma mensagem no interior. Esta mensagem é considerada como sendo a fortuna ou a sorte da pessoa que parte o biscoito e o lê.
Esta atividade visa imitar a mensagem de fortuna ou sorte dos biscoitos. Os participantes devem ser informados sobre o que são os biscoitos da sorte.
Cada participante dispõe de alguns minutos para escrever um breve desejo e/ou presságio. Esta deve ser uma mensagem dirigida a todo o grupo.
Por exemplo, pode escrever "Desejo que o que aprendemos possa ser posto em prática com sucesso". O coordenador recolherá todas as mensagens e misturá-las-á

num saco.

Ao acaso, cada membro tira um pedaço de papel do saco e lê a mensagem em voz alta, como se fosse uma afirmação. À medida que a lêem, personalizam-na, por exemplo, "o que aprendi vou ser capaz de pôr em prática com sucesso".

REFERÊNCIAS BIBLIOGRÁFICAS

1. Tejada-Tayabas LM, Pastor-Durango MP, Gutierrez-Enriquez SO. Eficácia de um programa educativo no controlo de pacientes com diabetes. Invest Educ Enferm [Internet] 2006 [citado 2024 mi 26]; 24 (2): 48-53. Disponível em: https://www.redalyc.org/pdf/1052/105215402004.pdf
2. Dunlay SM, Givertz MM, Aguilar D, Allen LA, Chan M, Desai AS, et al. Type 2 diabetes mellitus and heart failure: a Scientifics tatement fromthe American HeartAssociation andthe Heart Failure Society of America: thisstatementdoesnotrepresentupdate of the 2017 ACC/AHA/HFSA heartfailureguidelineupdate. "Circulation [Internet] 2019 [cited 2024 my 26]; 140 (7) e294-e324. Disponível em: https://doi: 10.1161/CIR.0000000000000691. Epub 2019 Jun 6. Erratum em: Circulação. 2019 Set 17; 140 (12): e692. PMID: 31167558.
3. Aldrete-Velasco J, Chiquete E, Rodriguez-Garrta J, Rincon PR, Correa RR, Garrta PR, et al. Mortalidade por doença renal crónica e a sua relação com a diabetes no México. Med Interna Mex [Internet] 2018 Jul-Ago [citado 2024 mi 26]; 34(4): 536-550. Disponível em: https://doi.org/10.24245/mim.v34i4.1877
4. Chipi-Cabrera JA, Fernandini-Escalona E. Doença renal crónica presuntiva em adultos mais velhos. Rev Colomb Nefrol [Internet] 2019 Jul-Dez [cited2024my26]; 6(2): 138-151. Available from: Rev Colomb Nefrol [Internet] 2019 Jul-Dez [cited2024my26]; 6(2): 138-151 . em: https://doi.org/10.22265/acnef.6.2.352

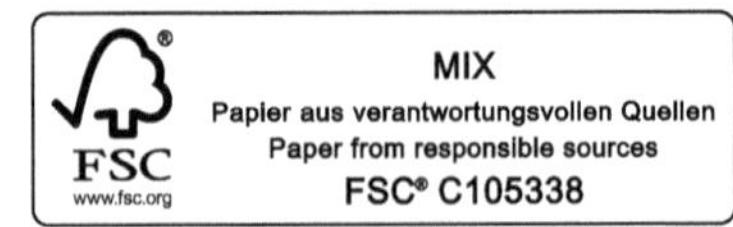

Printed by Books on Demand GmbH, Norderstedt / Germany